歯科医療後進国日本

土屋嘉都彦
TSUCHIYA KAZUHIKO

幻冬舎 MC

歯科医療
後進国日本

はじめに

日本は歯科医療の後進国である――このような表現を目にすると、おそらく多くの人は首を傾げると思います。

日本では高性能な治療機器をそろえた歯科クリニックが街のあちこちに並び、誰でも安価に治療を受けることができます。窓口で支払う治療費はせいぜい数千円で、虫歯の治療に万単位の治療費が掛かることなど滅多にありません。整った医療体制と安価な治療費を実現する日本は、歯科医療先進国のように見えます。

しかし日米の歯科の臨床現場を経験した私からすると、そうは思えないというのが本音です。

私は2002年に歯科医師免許を取得し、その後アメリカにあるインディアナ大学補綴《ほてつ》科大学院に入学しました。そして3年間歯科診療を学び、アメリカのボード認定専門医の資格を取得しました。補綴というのは歯の欠損部を人工物で補う、歯科の代表的な治療分野の一つです。帰国後は大分県にクリニックを構え、日々多くの患者の口の健康と向き合っています。

日米それぞれの歯科医療を見てきた私が思うのは、日本とアメリカでは口の健康に対する意識や向き合い方が、医師も患者も違うということです。そしてそれには、両国の医療制度や、歯学生の教育制度の違いが大きく関わっているのではないかと考えています。


日本ではすべての国民が必要な医療を受けられるようにするために国民皆保険制度が導入されており、誰しもが比較的少ない負担額で治療を受けることができるようになっています。これはすばらしい理念に基づく制度ですが、それが本当に患者のためになっているかというと、必ずしもそうとはいえません。

歯科医師は診療報酬が低額であるために、1日に何十人もの患者を診なければ経営が成り立たず、結果として一人ひとりの患者に割ける時間が限られてしまうのです。また患者側も安価に治療が受けられるため痛くなれば治療をすればよいと考え、歯を大切にするという予防意識が定着しにくくなっている可能性があります。

一方アメリカではそもそも日本のような国民皆保険制度はなく、歯科治療費は医師が自分の技量に合わせて設定しています。日本と比べると高額な値段設定のため、歯科医師は一人ひとりの患者に十分な時間を割くことができます。そして患者は予防歯科に注力し、日々のオーラルケアに多くの時間と費用を掛けるのが常識となっているのです。

また歯学生の教育制度にも大きな違いがあります。日本では在学中の実習は模型やマネキンを使ったものが主で、実際に患者の口の中を診る機会は限られており、歯科医師国家試験はマークシート式の学科試験のみです。対してアメリカでは歯科医師免許を取得するまでに、実際に患者を治療しながら徹底して実技をたたき込まれます。なお学生が治療する際には、担当の歯科医師が逐一チェックを行います。日本とアメリカ双方の教育制度を見た立場としては、やはり卒業前の臨床経験の有無は、その後の診療の質に大きく影響すると感じています。

歯科医師が薄利多売を強いられ診療に十分な時間を掛けることができず、歯学生も臨床を経験する機会がほとんどない日本では、患者に適切な治療を提供することは難しいと思います。そのような問題や日米の患者の予防歯科に対する意識の違いを踏まえると、日本が歯科医療先進国であるとはとてもいえません。

患者の意識も含めた日本の歯科医療全体の質を本当の意味で向上させるためには、まずは歯科医師の意識改革が不可欠です。すべての人に同じ価格・内容の治療を保険診療で提供するのが当たり前という意識は、今すぐに捨てるべきだと考えています。

私のクリニックでは自費診療を中心としていますが、費用と時間を掛けてでもしっかりとケアをしたいという患者は少なくありません。その理由は、口の健康が生涯にわたって重要になるという認識を医師・スタッフ・患者の間で共有できているからだと思います。丁寧に説明をし、誠意をもって患者に最適な治療とサービスを提供すれば、患者は私の治療に対する姿勢を理解してくれます。

真に患者のためを考えるなら、患者一人ひとりに合わせた治療やサービスを提供することにこそ力を注ぐべきなのです。

本書では、日米双方の歯科医療を最前線で見てきたからこそ感じる日本の歯科医療の問題点と、それに対する私なりの解決策をまとめました。本書を手に取った読者とともに、日本の歯科医療を発展させるために今なすべきことを考えることができれば、著者としてこれ以上の喜びはありません。

目次

第2章 自費診療なくして、適切な歯科治療を行うことはできない

第3章

表面的な教育制度と専門医制度
教育制度の改革なくして、
日本の歯科医療の質の向上はあり得ない

第5章 歯科医師一人ひとりが変われば、常識や制度に疑問を抱け 歯科医療の未来が変わる

おわりに

第 1 章

歯科治療に強い関心をもつアメリカ人
治療は医師に任せきりの日本人

虫歯になってから歯科クリニックへ駆け込む日本人、メンテナンスのために通う欧米人

日本には歯科クリニックが数多く存在します。2021年時点の歯科クリニックの数は全国で6万7899医院でした（厚生労働省「令和3（2021）年医療施設（動態）調査・病院報告の概況」）。

これだけクリニックがあると国民が歯科診療を受ける環境が整っているように思えますが、実際のところ日本人の歯科に関する有病率は高く、例えば歯周病に関しては日本人の20代で約3割、30〜40代で約4割、50代以降では半数以上が罹患しています（厚生労働省「平成28年歯科疾患実態調査結果の概要」）。

また虫歯に関しても同じ傾向が見られます。虫歯の罹患率を示す代表的な指標にDMFT指数というものがあります。DMFTはそれぞれDecayed（虫歯）、Missing（抜歯済み）、Filled（治療済み）、Teeth（歯）の頭文字を取っており、数値が高いほど虫歯になった歯が多いということです。各国の12歳児のDMFT指数をまとめたデータによると、日本が1・4であるのに対し、アメリカが1・19、

イギリスが０・６、ドイツは０・７、スウェーデンは０・８となっており、日本は他国に比べて指数が高いことが分かります。

なぜ海外に比べて日本では、歯周病や虫歯の罹患者が多いのか――私はその原因の一つとして、日々のメンテナンス習慣が不足していると考えています。

例えば欧米では多くの患者が、歯科クリニックを歯のメンテナンス・予防のために通う場所と考えており、人間ドックや健康診断と同じ感覚で定期的に歯科を受診します。なかには、仕事を休んでメンテナンスのためにクリニックを受診する人もいるのです。同じことを日本でしようとすると、多くの場合、上司に嫌な顔をされたり驚かれたりするのではないかと思います。

日本では、歯科クリニックは歯を治療する場所という認識の人が多いように思います。そしてこのような考え方の違いが、歯周病や虫歯の罹患率の差に影響している可能性があるのです。

アメリカの歯科治療を学ぶため留学を決意

私は２００２年に福岡歯科大学を卒業し、歯科医師免許を取得し歯科医師となりました。現在は大学卒業後の臨床研修制度がありますが、当時はまだそういった制度が整っておらず、歯科医師の多くは免許取得後すぐに一人前の歯科医師として患者の治療を行っていました。もちろん私自身もその一人で、患者に迷惑を掛けないようにという一心で必死に勉強し、全国の勉強会へも積極的に参加しながら、日夜研鑽を積んでいたのです。

そのような日々を送っていたあるとき、海外で歯科診療を学んだ船越栄次先生に出会いました。船越先生は日本で歯科医師免許を取得したあと、アメリカの大学院に進学してアメリカの歯周病専門医の資格を取得した先生です。

私は船越先生から非常に多くのことを学びました。例えばアメリカでは歯学部生は卒業前に臨床実習の経験をしっかりと積み、実際の治療を学んでから歯科医師になることや、アメリカには多くの専門医がおりそれぞれの専門性に特化した治療を展開していることなどです。またアメリカでは個々の歯科医師の経験則に左右されるのではなく論文・学術ベースの講義が行われていることも、船越先生から教わりました。

私はアメリカの歯科の実態を知り、自身のおかれていた状況とのギャップに驚きつつも、新鮮な好奇心を抱くようになりました。そんな私に対して船越先生は、歯科治療に対するゆるぎない考え方を身につけるために留学することを提案してくれたのです。日々試行錯誤を重ねていた当時の私にとって、確固たる根拠をもつ論文ベースでの歯科治療を学べるということは非常に魅力的でした。そこで日本を飛び出し、アメリカで学ぶ決意をしたのです。

まず2004年にアメリカの語学学校に入学して1年間英語を学び、その後、インディアナ大学の補綴科に大学院生として入学しました。補綴科を選んだ理由としては、補綴治療というものが歯科医療のなかで代表的な分野であることや、もともと英語が苦手だったので、進学の際に語学力よりも手先の器用さが求められることなどが自分に合っていると感じたことがあります。そして3年間の大学院生活を経て、無事アメリカの補綴専門医資格を取得し、ボード認定専門医試験にも挑戦し合格することができました。

なおボード認定専門医とは臨床歯科医師がもつ専門資格のなかで取得するのが最も難しく、ステータスの高い資格です。ボード認定専門医試験ではトップレベルの技術や知識をもつベテランの専門医が試験官となり、非常に厳正な審査を行います。2022年現在、日本でこの資格をもつのは3人ほどです。

アメリカ人の口腔の健康に対する意識

留学生活のなかで、アメリカ人がいかに歯を大切にし、日々のケアに気を使っているかということを感じる機会がありました。

ある日、ホームステイ先のホストファミリーの一人が私を呼び止めました。どうやらその日、彼は歯科クリニックに行ったようで、クリニックで言われた今後の治療計画について詳細に語り、その治療法に対する意見を私に求めてきたのです。彼自身が言うには、次の治療までに提示された内容でよいのかどうか返事をするため、自分でしっかり情報を集めて判断したいということでした。彼は私が日本の歯科医師であり、アメリカに歯科治療を学びに来ていることを知っているからこそ意見を求めてきたのです。私は歯科に関して専門的な知識をもっていないはずの彼が、クリニックで医師に伝えられた治療内容についてしっかり理解してそれを覚えて帰り、さらに情報収集するという意識の高さに驚きました。

そのような人はこのホストファミリーだけではありませんでした。私が現地で知り合った人の多くが自身の歯や口の健康について非常に強い関心をもっており、自分にとって大切なこととしてとらえていたのです。

そういった点に日本とアメリカの違いを感じました。もちろん全員ではありませんが、日本では治療は歯科医師に任せるという姿勢の患者によく遭遇します。

歯科医師側もあまり専門的な内容を伝えても理解してもらえないと思っていることや、保険診療という限られた時間のなかでより多くの患者を診なくてはならない状況で専門的内容を噛み砕いて伝えるのに無理があることが、原因として考えられます。あるいは、歯科クリニックは歯が痛くなってから受診する場所だと考える人が多い日本では、患者自身にも治療内容や材料といった部分まで思考を巡らせる余裕などなく、必然的に治療に関する情報をあまりもたないなかで、とりあえず歯科医師に任せるという姿勢になってしまうのではないかとも思います。

国民皆保険制度に潜む問題

日本人の口腔意識の低さには、さらに日本の医療保険制度も影響しているのではと考えています。国民皆保険制度は、誰しもが一定の負担額で医療を享受できるというもので、金銭的な理由で医療を受けられない患者を減らしているというすばらしい側面はあります。しかし一方で、国民の歯科治療に対する価値観を誤った方向に導いているのではないかとも感じるのです。治療費が安いということは、歯が悪くなったときに治療を受ければいい、言い換えると日頃のメンテナンスに手間を掛けなくてもいいという認識につながっている可能性があります。

アメリカには日本のような公的保険はありません。日本でもよく行われる、虫歯を削って詰め物をする治療でも、アメリカでは数百ドル掛かることが当たり前です。その治療費の高さから、多くの人は歯周病や虫歯にかかりたくない、それらは予防するものであるという考えをもっているため、定期的に歯科クリニックにメンテナンスに通っています。

歯科で最も重要なのは予防です。アメリカに限らず多くの先進国では、歯周病や虫歯は予防するものであり、歯科クリニックは予防歯科の場とされています。歯磨きやフッ化物等を使った正しいセルフケアを行いつつ、クリニックでも定期的にメンテナンスを行えば、歯周病や虫歯などの多くの口腔疾患を予防することが可能です。

日本でも近年、国や歯科医師が主体となって予防歯科の重要性が見直されつつあります。患者自身の予防意識も高まっており、1歳児健診や3歳児健診での虫歯の有病率は以前に比べると非常に低くなってきていますが、それでもまだまだ予防歯科に取り組みやすい環境にあるとはいえません。日本人は今一度、国民皆保険制度について、低価格で治療を受けられるというメリットだけでなく、歯科治療そのものの価値を損なっているという点にも目を向けるべきではないかと思います。

日本とアメリカの教育制度の違い

アメリカに留学して感じたことの一つには、歯科大学の教育制度の違いもあります。

アメリカの歯学教育の特徴として、学生の臨床実習が徹底的に行われているということがあります。一定の試験をクリアした学生は、インストラクターの指導のもとで実際に患者を治療していきます。インストラクターは、豊富な臨床経験と幅広い知識をもった歯科医師ばかりです。そのような優れた歯科医師にマンツーマンの指導を受けた学生は、歯科医師免許を取得したときにはすでにある程度の臨床経験を積んでいることになります。私自身も留学中に多くの患者の診療を担当し、さまざまなことを学びました。

日本では歯科大学で6年間学んだあと、歯科医師国家試験に合格すると歯科医師免許を取得できますが、学生の間に実際の患者の治療を行う機会は非常に限られています。つまり臨床を経験することがほとんどないままに歯科医師として世に出ることになるのです。

現在は卒後臨床研修制度があり、免許取得後の一定期間は指導医のもとで経験を積むことになりますが、それはあくまでも〝卒後〟の話です。学生時代に講義や書籍から知識を得ることが大切なのはいうまでもありませんが、実際の経験がなければ技術を磨くことはできません。早期の臨床経験があるのとないのでは歯科医師になってから臨床に慣れるまでのスピードがまったく異なりますし、その後の成長速度も違うはずです。治療の質の向上を考えると、研修制度は見直す余地が大きいといわざるを得ません。

また教育現場の、変化に対する柔軟性にも違いがあるように思います。アメリカでは講義内容などで変えたほうがよいと判断されたものについては、大学でも教授でも躊躇《ちゅうちょ》なく変更します。良いものを積極的に取り入れる姿勢には、私自身とても強い刺激を受けました。しかし日本では大学という巨大な組織が変わるには大変な労力と時間を要します。日本の歯科大学の教育について、例えば卒前研修を充実させるなど、海外の教育制度を参考にし改善できる点が多々あると考えます。そして大学は変化に対して、柔軟な姿勢をもたなければなりません。

日本の歯科医療の現場は疲弊している

日本の多くの歯科医師は、患者の役に立ちたいというホスピタリティーの精神をもって歯科医師になりますが、患者一人ひとりにしっかり向き合う時間を取ることができないのが現状です。

保険診療制度では、歯科医師の技術や経験にかかわらず治療費は全国一律となっており、またその価格も世界の国々に比べると安価に設定されています。そのため、歯科クリニックの経営を成り立たせるには１日により多くの患者を診なければならず、歯科医師は疲弊し、治療の質を担保することが難しくなるという悪循環を引き起こしています。

アメリカでは自費診療が当たり前となっているため、歯科医師自身が治療費を設定します。そのため1日に受け入れる患者の数を自身のキャパシティに応じて決めることができ、ひいては時間を掛けて患者に向き合うことで最適な治療が提供できるという仕組みになっています。もちろん、治療だけでなく予防に関しても価格設定が自由にできるため、経営面での不安を感じることなく予防歯科に注力できます。


日本の保険制度では病名が付いて初めて医療費が発生する仕組みとなっているため、重要であるはずの予防歯科で医療費を請求することが難しくなっています。充実した予防診療を行おうとすれば、ある種ボランティアの精神で、赤字覚悟で取り組むことになってしまいます。ホスピタリティーの精神は大切ですが、このようなことは早急に解決すべき課題の一つです。

なお現在の日本でも、保険診療で可能な予防歯科としてSPT（Supportive Periodontal Therapy：歯周病安定期治療）という項目はあります。歯周病治療が終了した患者の、治癒した口腔環境を維持する目的で行われるもので、医療費の請求が可能です。しかし医療費の請求があった診療の内容に問題がないかをチェックするシステムは万全とはいえません。そのためすべての歯科医師ではありませんが、なかには収入を増やす目的で、十分な時間を掛けずに数をこなすような形だけの予防歯科を行う医師もいると聞きます。国が制度をつくっても、その治療の質が担保されていなければ意味はありません。

今後は歯周病に限らず口腔機能全体の疾患に対する予防歯科を行えるように保険制度を充実させること、そして歯科医師一人ひとりが治療に対する高潔な精神性を改めてもつことが重要と考えます。

国民全体が当事者意識をもたなければ、日本の歯科の未来は変わらない

私は約4年のアメリカ留学のなかで、アメリカ人の口の健康に対する意識の高さと、より実践的な歯科診療を学び帰国の途につきました。留学は非常に有意義な経験だったと感じています。しかし、アメリカで学んだ知識や技術を存分に活かそうと張り切って診療を開始した私の前に、国民皆保険制度や歯学教育の課題

といった壁が立ちはだかりました。

誰もが医療を享受できるようにという日本の国民皆保険制度の理念自体は、もちろん世界に誇れるものです。私も保険制度のすばらしさは理解していますが、歯科の分野、つまり国民の口腔の健康に十分寄与しているとは言い難いのではないかと思います。また教育制度に関しても同じく、いくつもの課題があると感じています。

日本の歯科の未来を考えたとき、これらの問題を解決しなければ、医療の質の向上はかなわないと思います。何より私自身が口惜しく感じるのは、こういった問題について国民の多くが知る機会がないということです。歯科医師をはじめとした医療従事者の間にすら、十分に知れ渡っているとはいえないのが現状です。

日本の歯科の未来をより良いものにするためには、保険制度や歯学教育の問題に対し歯科医療従事者はもちろん、国民全体が当事者意識をもつべきだと考えています。そして今から地道に、問題の改善・解決に向けた取り組みを行うことが、未来における国民の口の健康、ひいては全身の健康を守るために大切だと思うのです。

第 2 章

保険制度に隠された弊害
自費診療なくして、
適切な歯科治療を行うことはできない

国民皆保険制度と歯科診療報酬

日本の医療制度における最大の特徴は国民皆保険制度です。

1961年に開始されたこの制度は、国民一人ひとりが公的医療保険に加入し保険料を支払うことで、病気や事故の治療の際に掛かる個人の医療費負担を軽減し、乳幼児から高齢者まですべての人が医療を享受できるようにすることを目的としています。

医療費に関しては医科も歯科も治療ごとに診療報酬が決められており、全国どこで治療を受けても、保険診療の範囲内では処置ごとに一律の金額となっています。つまりレントゲン撮影や虫歯治療などの処置に関して、医師の裁量で金額を変えることはできないのです。

この診療報酬自体は厚生労働省に設置された中央社会保険医療協議会が決めており、1点あたり10円として計算し、また2年に1回点数自体の改定が行われます。歯科クリニックを受診して治療を受けた場合には、年齢や所得によって違いはありますが、この診療報酬に対して1～3割を患者が負担するという仕組みになっています。

さらに日本の保険診療はフリーアクセス、現物給付を原則としています。一部大規模な専門医療機関に関しては紹介状が必要ですが、それ以外においては患者が自分の意志で受診する医療機関を選択することができますし、現物給付の原則により、一部負担金を支払うことで診察や治療、投薬などを受けることが可能となっています。

歯科診療報酬の内容について、例えば虫歯治療を指す〝う蝕処置〟は１本の歯に対して１回の治療につき18点と算定されます。１点10円として計算するので、う蝕処置の診療報酬はたったの１８０円ということになります。さらに患者負担は１～３割なので、窓口での負担額は18～60円程度です。実際は医学管理料や麻酔、初・再診料なども合計しての治療費となるため、そのまま60円の支払いということはありませんが、それでも虫歯１本の治療で１０００円ほど、複数の歯を治療しても３０００円程度のことが多いはずです。虫歯がさらに進行すると処置はより複雑になりますが、それでも歯科クリニックの窓口で数万円の支払いになることは、保険診療においてはあまりないケースだといえます。

もちろんこの金額でも、回数が重なるとそれなりに負担だと感じる人もいると思いますが、一般的に考えて1000円が高いかといえば決して高過ぎる金額ではないといえます。ましてや全身の健康や生活の質に大きく影響する歯を守るためと考えれば、安過ぎるといっても過言ではありません。

このような保険制度ができて60年以上経った現在、われわれ日本国民にとっては誰しもがある程度の負担額で必要な医療が受けられることが当たり前となっていますが、世界のなかで見ると日本の制度は極めて特殊といえます。

歯科医師の技術を安売りする日本

歯科治療は極めて繊細で、外科医の手術と似ている部分が相当にあります。アメリカでは歯学部を卒業すると「Doctor of Dental Surgery（D.D.S.）」という学位が与えられますが、Surgeryには手術という意味が含まれています。内科のように診察と薬の処方で終わりというケースはまれで、ほとんどの場合は外科的処置を行います。また歯科治療では狭い口の中にある、非常に小さな歯を相手にしています。ほんの1㎜のずれが治療結果を大きく左右するような世界で、動き回る舌を押さえつつ、口の中を傷つけないように正確に患部を削っていくのは非常に神経を使う作業です。とてもではありませんが、10分や20分でできることではありません。

それを保険点数上の制約のために短時間で済ませなくてはいけないとなると、必ずどこかにひずみが生まれます。本来ならばもっと時間を掛けて治療をしたいと思っても、決められた時間のなかでより多くの患者を診なければならない状況で次の予約時間が迫っていたら、内容よりも時間内で終わらせることを優先してしまうこともあるはずです。

このように日本の歯科医療制度においては、あまりにも歯科医師の技術が安売りされていると考えています。歯科治療は歯科医師や歯科衛生士、歯科技工士など多くの人が専門的な知識や技術を結集させ、時間を掛けて行うものです。それに対する報酬を第三者である国が一方的に決め、しかもそれが手間や技術に見合わない金額になっているというのは理不尽ではないかと思います。

最低賃金を下回りそうな予防歯科の保険点数

歯科衛生士によるブラッシング指導やクリーニング、歯石除去といった予防歯科には診療報酬が認められています。

予防歯科とは歯科衛生士によるクリーニングやオーラルケア指導を主体とし、口腔に関する病気の発生・進行を予防するものです。厳密にいうと虫歯と歯周病では原因となる菌が異なるため、どちらも口腔内を清潔に保つことに変わりはありませんが、虫歯予防と歯周病予防の内容は若干異なります。

虫歯予防に関しては口腔内を清潔に保つと同時に、フッ化物を用いて歯を補強したり、糖質の適正摂取を中心とした食習慣へのアプローチをしたりすることが重要です。これに対し歯周病では歯そのものに加え、その周りにある〝歯周組織〟へ目を向けることも重要で、歯垢（プラーク）や歯石を除去することで歯周病原因菌の繁殖を抑え、歯の周囲の組織への感染拡大を防ぐというのが基本戦略となります。

これらの菌の量やバランスは人によって違うため、より効果的な予防のためには唾液検査などを用いた個人のリスク評価も有効とされています。しかし残念ながら、これは保険適用にはなっていません。

専門的な観点から個々の患者に合わせたリスク評価と指導を行い、患者が口腔内を自分で清潔に保てるようにすることが歯科衛生士の大きな役割です。口の中を清潔に保ち健康を維持するためには定期的な歯科クリニックでのクリーニングだけでは難しく、丁寧なセルフケアが行われたうえで、それでも届かない部分を専門的にフォローするというのが本来の予防のあり方です。患者のセルフケアの質の向上と、歯科クリニックでのメンテナンスはセットで重要となっています。

2022年度歯科診療報酬点数表によると、ブラッシング指導は歯科衛生実地指導料という名称で、1カ月につき1回まで、15分以上の指導を行うと80点の報酬が得られます。つまり800円ということです。

歯のクリーニングは1回につき上下の顎のどちらか片方しか行うことができません。また上下それぞれの顎は3分の1ずつに範囲が分けられており、1つの範囲のクリーニングが72点で、同日に残りの3分の2を行うと各38点に減点されて合計148点、つまり1480円の報酬となります。このクリーニングは、同じ部位に対して2回以上行う場合は点数が半減するようになっています。実際の患者窓口負担は、これらのさらに1〜3割です。

注意するべきなのは、これらの点数が患者の状態によって変わるものではないということです。同じブラッシング指導でも、ある程度日々のケアができている患者であれば5分程度でチェックが終わることもありますが、その場合は〝15分以上の指導〟という要件を満たさないため指導料は請求できません。逆に、これから正しいセルフケアの習慣を身につけていかなければならないような清掃状態の良くない患者であれば、15分でも時間は足りません。また患者に指導をして終わりではなく、指導内容の記録や文書作成など、付随する業務も数多く存在します。1人の患者に対して必要な時間という意味では、合計すると1時間以上掛かることも決して珍しくないのです。

政府は最低賃金の引き上げを進めており、2022年は全国平均31円のアップと、過去最高の引き上げ幅でした。最低賃金は全国平均961円、私のクリニックのある大分県では854円となっています。そんな社会の流れとは別に、歯科衛生士のブラッシング指導の報酬は過去何年もの間800円のままですし、この先もほぼ変わらないと思います。歯科衛生士という国家資格をもつ人間の仕事としてはあまりに安過ぎると感じますし、いずれは歯科衛生士の報酬が最低賃金を下回ってしまうのではないかとすら危惧しています。

保険診療では歯を削らないと報酬がもらえない

保険制度の問題は、診療報酬の低さだけではありません。

医療保険そのものが病気は治療するものという前提に基づく仕組みになっており、予防という概念は著しく欠けています。諸外国の歯科医療制度が予防歯科に大きく力を入れているなかで、日本の歯科医療は虫歯や歯周病になってからカバーする仕組みのままです。具体的には、実際に虫歯や歯周病といった病名が付き、その病気に対して治療を行って初めて診療報酬を請求することができます。つまり病名が付く前の状態では、診療行為に対する報酬が認められていないため、予防歯科を行う場合はほとんどがボランティアのようになってしまうのです。

これはなにも歯科に限った話ではなく、医科の分野においてもやはり仕組みは変わりません。患者の話をじっくりと聞き、生活習慣に関するアドバイスを行うことは予防という観点ではとても重要ですが、そのような対応のうち診療報酬の請求ができるものは限られています。一部、禁煙治療などは予防分野として保険点数が認められていますが、大半は薬の処方や検査といった処置を行ってからの医療費支給となります。

このような病名が付いてから治療を行うという仕組みもやはり、予防医療への転換を遅らせる保険制度上の大きな問題の一つだと思います。

歯科医療現場で起きているジレンマ

このような医療制度は、ある種のモラルハザードを引き起こすリスクを抱えています。

例えば虫歯の治療というと患部を削って詰め物をするものと思っている人が圧倒的に多いのですが、実はそうではありません。初期の虫歯であれば、削らないことがベストな治療となる場合があります。

歯の表面はエナメル質という極めて硬い組織でできています。虫歯とは、菌が作り出す酸により歯が表面から溶かされている状態を指しますが、フッ化物の利用やブラッシング、食習慣の見直しなどの適切な管理を行えば、再石灰化という唾液に含まれる成分が歯の壊れた部分を補う機能が働き、虫歯の進行を抑制できるのです。

こういった初期の虫歯を削ってしまうと、その後の経過がかえって良くないこともあります。治療のために削った部分はレジン（合成樹脂）などで補われますが、材料で置き換わった部分にはもちろん再石灰化のような自己修復機能は働きません。また人工材料である以上経年的な劣化は避けられないため、再発リスクも考えなくてはなりません。すべての虫歯に当てはまるとはいいませんが、削らないほうがよい虫歯があることは事実です。

ところがここでも、保険制度による問題が出てきます。

初期の虫歯だから様子を見よう、ということになると治療費を請求できないのです。実際の臨床の現場では診療時間が限られていることもあって、歯を削らなくても長期的な予後が見込める理由や、削らずに済む虫歯があることについて説明する時間を確保することが困難です。仮にその時間を確保できたとしても、説明に対する報酬は認められていません。

削らずに様子を見るという、患者にとってメリットが大きい行為には報酬がなく、ベストではない可能性がある削る治療には報酬が認められているのは制度上の大きな矛盾であり、歯科医師として非常に苦しいジレンマを感じるところです。

虫歯の治療は初めが肝心

すべての虫歯が削らなくてもいいわけではなく、進行が抑えられないケースであればやむを得ず削ることになります。その場合でも、原則どおりにしっかり治療を行えば長期にわたって再発を防ぐことができますが、それができておらず再発を繰り返す場合もあるのです。実際に私のクリニックにも、何度も虫歯が再発したことにより歯の根の先にまで細菌感染が進行し、根尖性《こんせんせい》歯《し》周炎《しゅうえん》という状態になってから来る患者がいます。そういう状態にまで進んでいるケースでは、歯の神経はすでに反応しなくなっていることが多いです。痛みを感じないまま放置した結果、来院したときには顎全体が腫れていたり、歯が割れてしまっていたりなどの取り返しの付かない状況になっていることも少なくありません。そうした状況に遭遇するたびに、いかに初期の対応が大切かを痛感するのです。

では、虫歯治療ではどのような初期対応が望ましいかというと、例えばラバーダムというゴム製のシートを使用する方法が挙げられます。

やむを得ないと判断して虫歯になっている部分を削り白い詰め物で修復するとき、患部を削る目的は、感染している菌の数を減らすことです。しかし原因となる菌は口の中に無数に存在し、歯垢はもちろん唾液中にも含まれています。そこで削る対象の歯のみを隔離することができるラバーダムを用いると、治療中に周囲の歯垢や唾液が削っている部分に触れることがなく、菌の再感染のリスクを下げることができます。

削った部分を補う白い詰め物には、主にレジンを用います。レジンは適切に扱えば歯にきれいに接着してくれるため、理論上は材料と歯の間に隙間ができないはずですが、この接着を邪魔してしまうのが水分です。口の中は唾液で湿潤状態になっているため、接着しにくい環境でレジンを使用することになります。しかし、これに関してもラバーダムを使用すれば歯が乾燥した状態でレジンを詰められるため、理想に近い環境での修復処置が可能となります。

実際、アメリカで専門医が虫歯治療をする際には多くの場合でラバーダムが使用されますが、日本では使われないことも多いです。その理由としてはラバーダムの使用に対する診療報酬がないことや、手間を考えると限られた診療時間では使用が難しいことなどが考えられます。

唾液や血液が付着している上から詰め物を入れても、早々に外れてしまったり内部で再発してしまったりすることは容易に想像できます。そうした再発を繰り返すたびに汚染した部分はさらに削られ、抜歯をせざるを得ない状態に近づいていきます。

このことからも最初に歯を削る処置というのがいかに重要で、歯科医師にとっても責任の重い処置であるかが分かると思います。

保険診療による薄利多売は現場の疲弊を招いている

世界の国々に比べて低い診療報酬は、歯科クリニックにおける薄利多売を助長し、結果、歯科医療現場の疲弊を招いています。

根尖性歯周炎の治療はアメリカでは10万円以上掛かりますが、日本の診療報酬では2万円ほどで、患者の窓口負担に至っては高くても1万円程度です。実際に私のクリニックで行う根尖性歯周炎の保険診療（初回治療）では、患者負担の治療総額は前歯であれば約4500円、小臼歯は約7000円、最も高額になる大臼歯が約1万円です。他院で治療済みの歯などの再治療では前歯が約4000円、小臼歯が約6500円、大臼歯は約8500円の窓口負担となります。診療報酬ベースで見ても、日本ではアメリカの5分の1の収入しか得られないことになります。根尖性歯周炎よりも一般的な虫歯治療の場合も、日本では窓口負担が1000円程度、診療報酬にすると3000円程度です。

歯科クリニックの運営にあたっては受付の事務員や歯科衛生士などとの連携が必要不可欠です。歯科技工士は院内にいる場合とそうでない場合がありますが、少なくとも歯科医師1人だけで運営しているクリニックはほぼありません。そのようなスタッフの人件費を考えると、1回の治療で得られる報酬が3000円ではあまりに少ないです。

さらに、歯科治療をするためにはさまざまな医療機器が必要です。例えば治療用のチェアや虫歯を削るための器具、レントゲンなどは必須となりますし、より良い治療をしようとするとマイクロスコープや歯科用レーザーといった機器もそろえなければなりません。

これらの費用などをすべてまかないつつ、経営上の利益も出さなければ生活できないのですから、やはり低報酬の保険診療だけでは薄利多売にならざるを得ないのです。

医療費が高額なアメリカ

対して海外の医療費については、アメリカでは65歳以上の高齢者と障がい者などを対象としたメディケアと、低所得者などを対象としたメディケイドという公的保険はありますが、それ以外まで網羅した全国民が加入する保険制度はありません。そのためこれらの公的保険の加入対象外の人は自分で民間の医療保険に加入しなければなりませんが、義務ではない以上、加入できずに無保険のままとなっている人もいます。

こうした状況に対して医療制度改革を重要課題に掲げたのがオバマ元大統領です。彼は公的保険の拡大や医療保険加入の義務付けなどを推進し、それによって医療保険に入っていない無保険者は減りましたが、それでもいまだに8・5％と国民の1割近くが医療保険に未加入の状態となっています（厚生労働省「2019年　海外情勢報告」）。

アメリカの医療制度の加入状況の概要（2018年）

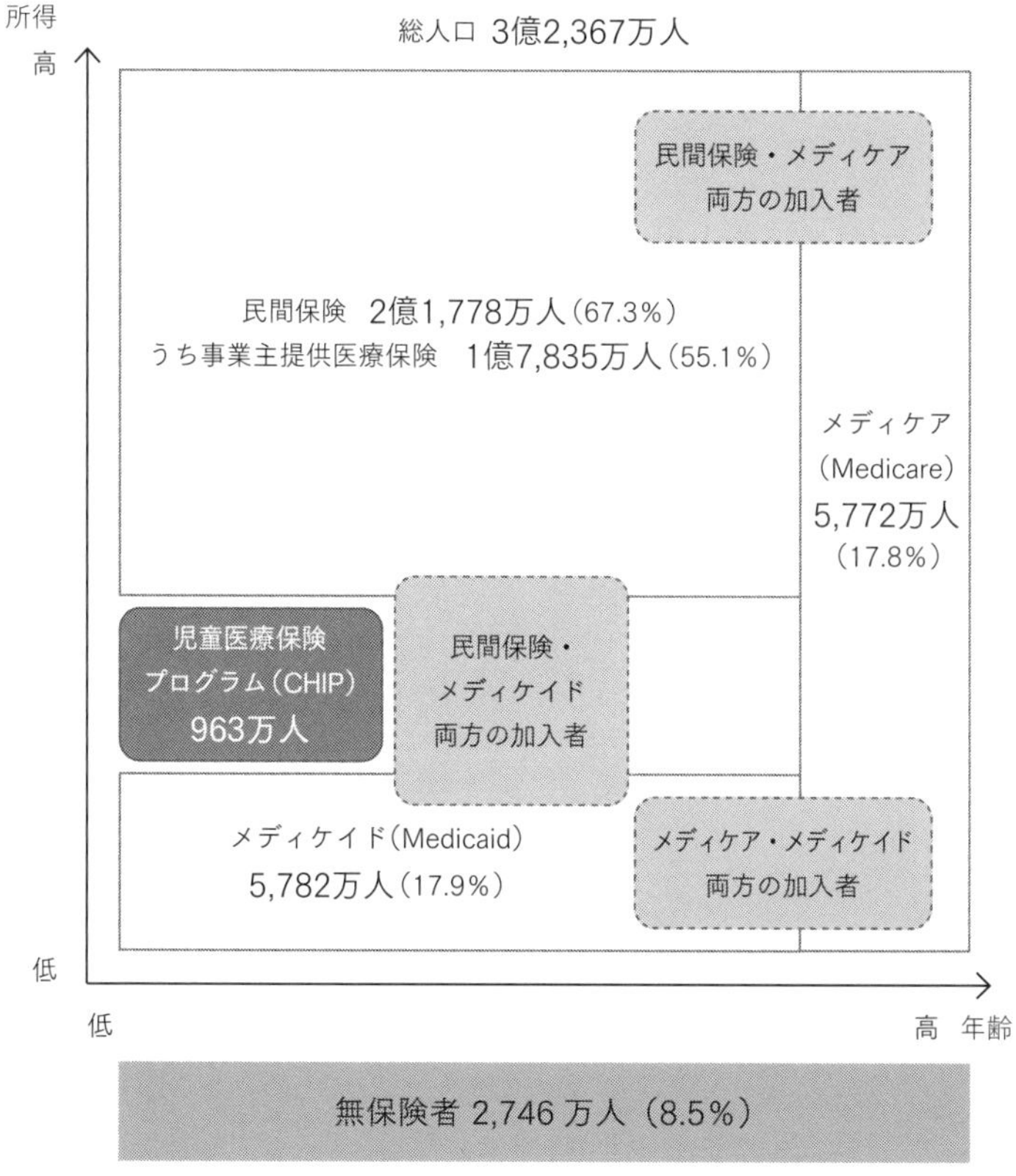

厚生労働省「2019年　海外情勢報告」より作成

また民間の医療保険に加入している人でも、日本と比べてはるかに高額な医療費を支払わなければなりません。外務省「世界の医療事情」(2021年)によると、ニューヨークで医科の専門医の診察を受けると1000ドルを超えることもあるとされています。さらに入院した場合は室料だけで1日あたり数千ドル、入院費が1日あたり1万~2万ドルに及ぶこともあります。

医療費が高額なのは歯科も同様です。アメリカで虫歯の治療を受けるとなると1本で数万円するのが当たり前で、進行度合いや処置によっては十数万円掛かることも珍しくありません。

実際にアメリカの歯科医師会が行った州ごとの治療費の調査結果によれば、虫歯の治療で白い詰め物をしたときの平均治療費は174ドルとなっています。仮に1ドルが140円だとすれば、約2万4000円掛かることになります。

レントゲン撮影などは別料金となりますが、こちらも日本に比べると約8倍の差があります。レントゲンにはさまざまな種類がありますが、例えばデンタルエックス線撮影法の一つであるバイトウィングの場合、1枚撮影するのに30ドルです。同じく1ドル140円とすれば約4200円です。これに対して日本では

1枚あたり単純計算で約500円ですが、これは10割負担で500円なので仮に自己負担3割とすれば1枚あたりわずか150円です。

歯石取りも日本とアメリカで極めて大きな差があります。アメリカでは4本以上の歯の歯石を取った場合の治療費の平均が266ドルであり、日本円にすれば3万7000円以上も掛かります。仮にすべての歯の歯石を取った場合は10万円以上になります。一方日本では患者の窓口負担3割の場合で約3000円、診療報酬総額は1万円ですが、それでもアメリカのわずか10分の1以下にとどまっています。

日本より治療費が高いのはなにもアメリカだけではなく、予防歯科先進国と呼ばれるスウェーデンも、歯科医療費が完全公費負担というわけではありません。小児や10代の若者を含む一定の年齢までは無料で治療や健診が受けられますが、それ以降は原則自費診療となっており（上限あり）、厚生労働省「世界の厚生労働」（2007年）には「高額な歯科治療代に対する国民の不満が強い」とも記されています。

またイギリスを例にすると、歯科治療に関しては税金で運営される国民保健サービス（National Health Service：NHS）と自費診療の二本立てとなっています。

このNHSという制度における診療報酬は歯石取りが18ポンド、被せ物が214ポンドなどとなっており、1ポンド160円で計算すると歯石取りは約3000円、被せ物が約3万4000円と、一見すると日本の診療報酬と似ているように思えます（日本歯科総合研究機構編「歯科口腔保健・医療の基本情報『現在を読む』2015年度版」、治療費は2013年時点）。

しかし実際の現場では自費診療の患者が優先されるため、NHSの患者は長期間にわたって予約が取れない、診療内容にも制限がある等、課題は多く存在します。そのためすぐに治療を受けたいと思うと、結局自費診療を選択するしかないという状況なのです。

各国のかかりつけ医事情

日本でも近年、かかりつけ医という言葉をよく耳にするようになりました。欧米ではかねて一般的な考え方であり、あらかじめ登録した家庭医（かかりつけ医）を受診するという制度ですが、その受診ルールは各国さまざまです。

オランダでは交通事故などの緊急の場合を除き、まず家庭医を受診することが

各国のかかりつけ医制度について

	イギリス	フランス	ドイツ	オランダ	デンマーク
制度の概要	・すべての住民に対して、原則無料で、包括的なサービスを提供 ・住民は、あらかじめ登録した診療所で診療を受け、必要に応じて紹介のもとに病院の専門医を受診 ・住民は、自由に診療所の登録を変更できる	・05年7月よりかかりつけ医制を導入 ・かかりつけ医にかからない場合は、負担金が増額 ・かかりつけ医の選択は自由であるが、98%は一般医から選ばれている ・かかりつけ医の変更はいつでも可能 ・小児科、精神科、産婦人科、眼科、歯科については、かかりつけ医を通さずに受診しても負担金の増額はない	・保険診療は家庭医診療と専門医診療に区分され、家庭医診療は一般医・小児科医・家庭医診療を選択した内科医等が従事している ・国民は最初に家庭医を受診することは義務付けられてはいない ・紹介状を持たずに受診した場合は10ユーロを負担する ・国民の約9割がかかりつけの家庭医をもっており、事実上ゲートキーパーの役割を果たしている	・住民のほぼ全員がGPを決めている ・交通事故等の救急を除き、患者はまずGPを受診する必要がある ・GPを受診しないと専門医の診療に対して保険から費用が払われないことがある	・すべての住民は公的医療が保障されている ○グループ1 自宅から10km以内で開業しているGPに登録 登録するGPの紹介のもとに専門医や病院での治療を受ける ○グループ2 どのGPの診療でも受けることができ、紹介がなくとも専門医を受診できるが、病院での治療を除くすべてのサービス料の一部を負担する
総医師数	129,345人	201,400人	277,885人	56,540人	15,912人
一般医（家庭医、GP）の数	39,912人	98,505人	85,987人	7,420人	3,826人
一般医の教育	・卒後1年目は、義務として、内科・外科の基本的な研修 ・卒後2年目は、専門分野に入る前の基礎研修 ・この2年間が終わった後に、病院医師と一般医それぞれの専門研修が4～5年間行われる	・卒業後、専門医試験に合格しなかった者、または一般医を希望した者は2年間の研修を受ける ・一般医と専門医の診療科目については、医療行為規則で厳密に規定されている	・臨床医となるためには、専門医研修を経て、専門医資格を取得することが必須 ・卒後5～6年間の専門研修が実施されている ・一般医の研修は3年程度	・GPになるために卒後3年間の教育制度がある ・GPの資格は5年更新	・GPになるためには、長い修業が必要であり、平均して卒業後10年程度掛かる

※GP = General Practitioner（家庭医）

厚生労働省「各国のかかりつけ医制度について」より作成

義務付けられています。フランスでは家庭医以外を受診する場合は自己負担額が増額されますし、ドイツではそもそも義務ではないにもかかわらず、国民の大半が家庭医をもっています。

カナダも同じく家庭医の受診が義務となっていますが、家庭医自体の数が少ないうえに1日あたりの診察人数を制限していることが多く、新規患者の受付を行っていないことも少なくありません。また家庭医の登録ができても、診察予約は1〜2週間後ということもよくあります。

もし家庭医がいなければ、街中にある簡易診療施設を受診することになりますが、日本では一般的な血液検査やレントゲンといった設備も整っておらず、受付から診察まで数時間待ちというのが常態化しているのです。また、より高度な治療を受けるための専門医はさらに数が少なく、家庭医の紹介がなければ受診することもできないシステムになっています。よほど緊急性が高くなければ診察予約は数週間先になり、CTやMRIといった検査機器も日本に比べるとはるかに少ないため、検査結果が出るのはさらに数週間先といった具合です。

このように世界の国々の医療制度においては、高額な医療費や受診までの時間的制約などの問題が散見されます。それを踏まえると、日本のように保険証があれば国内のどこの医療機関であっても定額の治療や検査が受けられるという仕組みが非常に特殊なものであることがよく分かります。

ですが、治療費が高く病気になってもすぐに診てもらえないという仕組みは、必然的に国民の意識を予防に向けさせます。一方で、少ない負担でいつでも病院で診てもらえるという仕組みは、国民が健康そのものの価値にすら気づきにくい状況を生み出している可能性があります。

オーラルケアに自信のある欧米人と自信のない日本人

こういった制度の面以外でも、国民の口腔への意識の差を感じる調査がいくつかあります。例えばオーラルケア製品等の製造販売を行っているライオンが実施した、日本、アメリカ、スウェーデンの3カ国のオーラルケア意識に関する調査では、日本人とアメリカ人、スウェーデン人の予防歯科の実践状況や口の健康に対する意識の違いが浮き彫りになっています。

自分自身のオーラルケアに対して自信があるかという問いでは、アメリカとスウェーデンでは8割以上の人が「自信あり」と答えたのに対して、日本では6割以上が「自信なし」と答えていました。また、デンタルフロスを用いたオーラルケアをしている人の割合はアメリカとスウェーデンでは半数を超えていたのに対して、日本では約2割にとどまりました。オーラルケアのグッズなどに年間で掛ける費用も、アメリカとスウェーデンが8000円を超えるのに対して日本では約4900円と6割程度でした。

また予防歯科の重要性に対する理解では、アメリカとスウェーデンで約6割が理解しているのに対して日本は約2割にとどまっています。さらに予防歯科を実践している割合はアメリカとスウェーデンが約7割に対して日本では3割弱でした。

歯科での定期健診の受診回数にも意識の違いが表れています。アメリカでは定期健診の受診回数は直近1年間で「2回」が最多で3割超、スウェーデンでは「1回」が最多で6割弱だったのに対して日本では「受けていない」が最多で6割弱を占めていました。

ほかにも、パナソニックが日米のビジネスマンを対象に行った調査では、アメリカでは虫歯経験ゼロの人が4人に1人もいたのに対して、日本では20人に1人しかいないという圧倒的な差があることが分かりました。

オーラルケア（歯や口のケア）に自信があるか

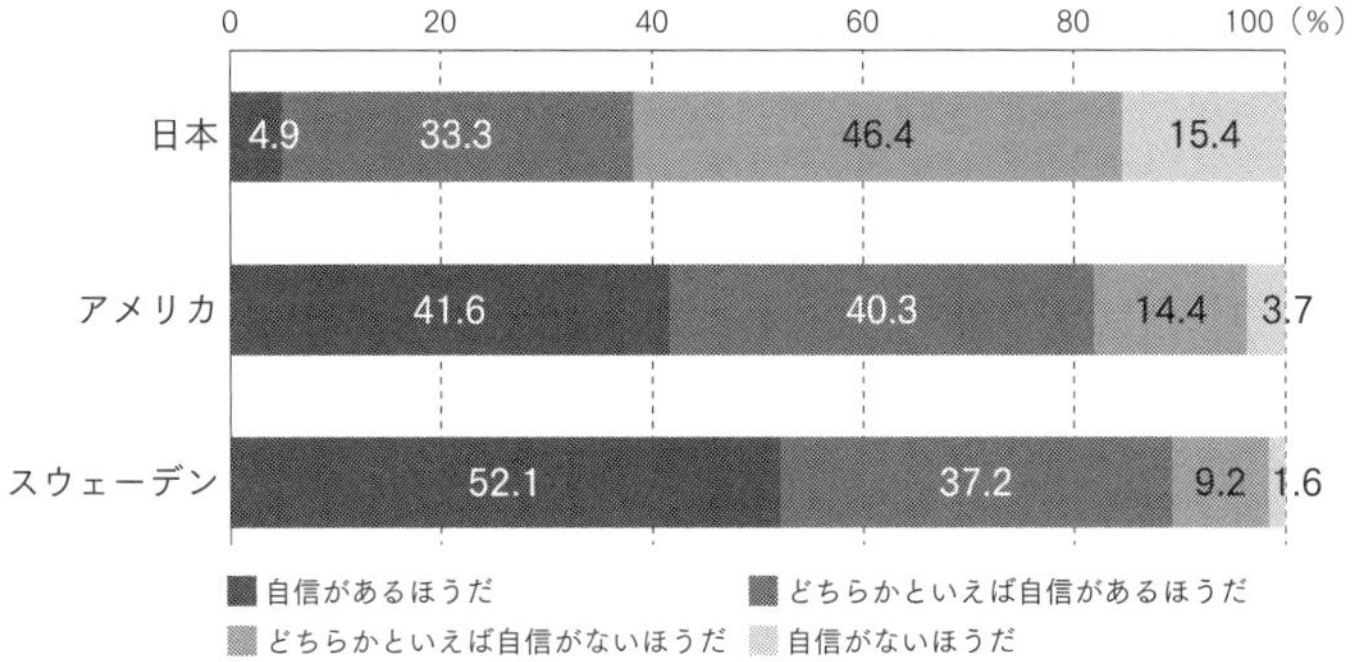

オーラルケアに使用するアイテムに関する考え方

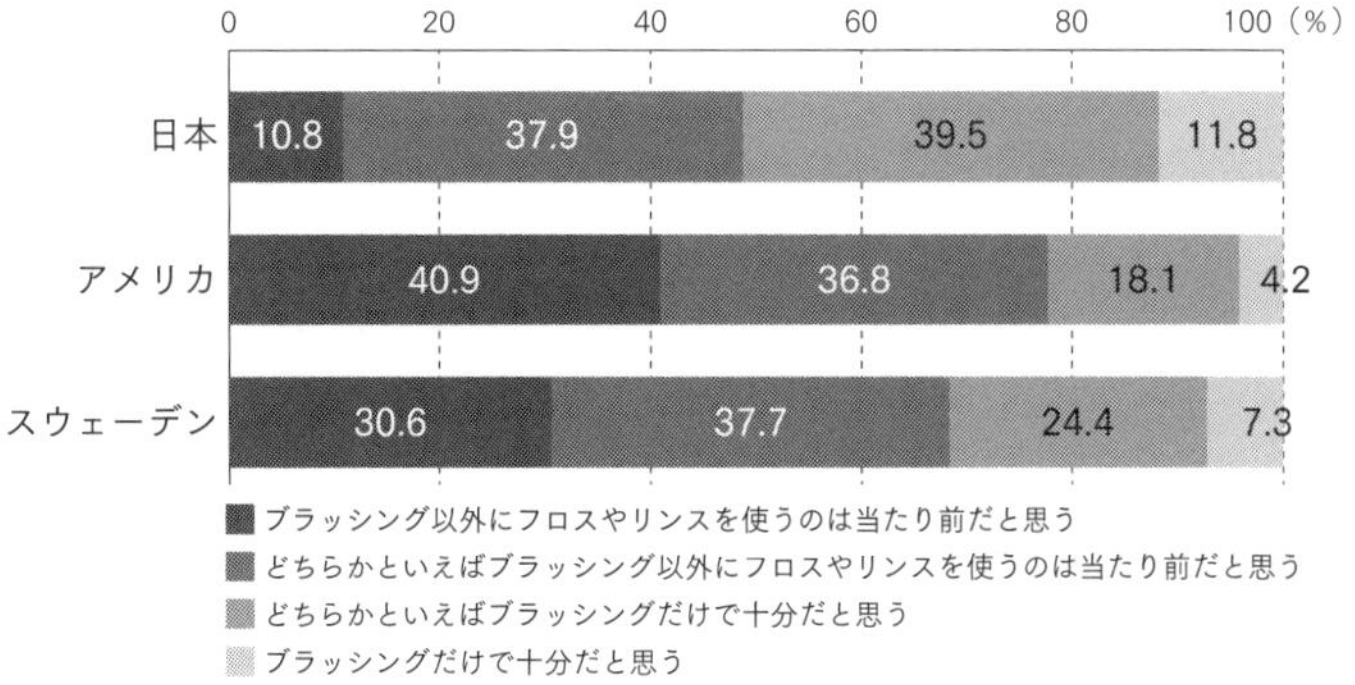

ライオン「日本・アメリカ・スウェーデン 3カ国のオーラルケア意識調査 Vol.1」より作成

このようなさまざまな調査結果を踏まえると、やはり日本は諸外国に比べ口や歯の健康に対して意識が低いといわざるを得ません。そしてその根底には治療費の安さや受診のしやすさといった、歯科治療を受けることへのハードルの低さがあり、それが歯を大切にしようと思いにくい風潮につながっているのではないかと考えています。

広まりつつある予防歯科の重要性

現状、保険診療では予防に対して付く点数は非常に限られていますが、最近では政府も予防歯科の重要性に着目しつつあると感じています。例えば2022年6月に発表された「経済財政運営と改革の基本方針（骨太の方針）」案に、国民に毎年の歯科健診を義務付ける「国民皆歯科健診」制度の検討が明記されました。

従来、日本では1歳半と3歳、そして高校生までは歯科健診が義務付けられていますが、大学生以上の人には義務はありません。そのため歯科健診の受診率は低く、特に20代では43・3％と半分以下の人しか健診を受けていません（厚生労働省「歯科口腔保健の推進に係る歯周病対策ワーキンググループ資料」）。ですが今回の方針では、国民が年齢を問わず歯科健診を受けられるようにするという内容になっています。

このように政府の方針に国民皆歯科健診が盛り込まれたということは、政府も予防歯科によって口の健康を維持することが生活習慣病などの予防、ひいては医療費削減、社会保障費の抑制へつながることを理解してきたのだと思います。

医療者の自己犠牲で成り立つ日本の医療

日本でこれほどまでに歯科の治療費が安価に抑えられながらも医療崩壊が起きていないのは、歯科が現場の歯科医師や歯科衛生士など一人ひとりの自己犠牲のうえに成り立っているからだと私は考えています。特に医療や教育などの分野は、時に利益を度外視した奉仕の精神が求められますが、それにもやはり限度があると思うのです。

日米両国で生活したうえで思うのは、日本人は本当に勤勉であるということです。すばらしいと感じる一方でその勤勉さが必ずしも良い方向に働いていないケースも目にします。

例えば日本では少しずつ対策が講じられるようになったものの、長時間労働による過労死の報道があとを絶ちません。一人ひとりのやる気や勤勉さなどに頼り過ぎた結果、過労死というこれ以上ない悲劇が生まれているのではないかと思うのです。

世界的に見れば信じられないほどの低価格でも歯科診療が機能しているのは、まさにこの日本人の勤勉さがあるからこそだと考えます。患者にとって医療は手軽に受けられるサービスですから、どのクリニックも待合室には患者が溢れ返ることになります。

そしてそういった患者の治療を、ある意味で機械的にこなしていかなければ経営が成り立ちません。数をこなし続ける医療に疲れ果てていくのは医療従事者である歯科医師や歯科衛生士、歯科技工士です。この負のスパイラルが続くと、患者と歯科医療従事者の双方にとって不幸な結末になると私は思うのです。

しわ寄せを受けるコメディカル

勤勉さや奉仕の精神に頼ったやり方のしわ寄せを受けるのは、歯科医師よりもむしろ歯科衛生士や歯科技工士といったコメディカルです。歯科診療に欠かすことができない彼らの収入は、専門職とはとても思えないほど低水準となっているのです。

例えば歯科衛生士の年収は個人経営の歯科クリニックで最も低く２６３万～３０１万円、医療法人が経営する歯科クリニックでは２７１万～３１８万円、最も高い一般病院でも４０１万～４１６万円となっています。歯の詰め物や被せ物、矯正装置などの作製を行う歯科技工士においては、個人経営の歯科クリニックで３５１万～４３４万円、医療法人経営の歯科クリニックで３９６万～４７８万円、一般病院で６０４万～６２４万円です（日本歯科総合研究機構編「歯科口腔保健・医療の基本情報『現在を読む』２０１５年度版」）。

国税庁「民間給与実態統計調査」によれば日本人の平均年収は４４３万円（２０２１年度）ですので、歯科衛生士の場合では、どの勤務形態でも平均を下回っています。日本では歯科クリニックの大半が個人経営ですから、非常に低い給与で働く歯科衛生士が多いことが分かります。

歯科治療においては予防歯科が何よりも重要であるにもかかわらず、予防歯科を担う専門職である歯科衛生士の待遇がこれほどまでに悪いとなると、本当の意味で日本人の口の健康が守れるとは思えません。

新人もベテランもすべてが一律の治療費である日本

このような医療制度のなかで歯科医師ができることは限られています。保険診療の枠組みのなかにおいては、全国一律にすべての行為の値段が決められているからです。

例えば東京の一等地の歯科クリニックで治療を受けても、地方の山奥やどこかの離島で治療を受けても保険診療のなかでは同一の料金です。さらにいえば、昨日歯科医師になったばかりの新人が治療を行っても、経験年数10年や20年のベテランが治療をしても同一料金です。しかし、卒後すぐの新人と20年目の専門医の技術レベルが同じであるはずがありません。明らかに差があるにもかかわらず、制度上同等とみなすのは無理があります。

これはほかの業種であればあまり考えられないことではないかと思います。東京の一等地に建つレストランと人口の少ない地方のレストランで料金が同じということは考えにくいですし、自分の腕に自信がある料理長ならば、その腕に見合った価格を自分で設定できるからです。あるいは美容室などでも、人気のあるいわゆるカリスマ美容師にカットやパーマをしてもらう場合は、通常の何倍もの料金を支払うことが当たり前になっています。

これは需要と供給の関係で、顧客がそれで満足しているのであれば自由に価格を決めても問題はないのです。それこそがまさに資本主義なのだと思います。

アメリカの場合はまさにこうした考え方が医療に対しても根づいています。アメリカでは専門医やボード認定医の資格のある医師とそうでない医師とでは治療費が異なります。技術レベルの高い歯科医師の治療費は高額であることが一般的で、患者は良い治療を受けたいのであればそれなりの費用を支払わなければなりません。

だからこそ、アメリカの歯科医師は論文を読んだり学会に参加したり、技術の研鑽を欠かしません。もちろん日本の歯科医師も非常に勤勉で日夜研鑽に励んでいますが、勉強会への参加や最新機材への投資をしても、診療自体が相変わらずの薄利多売では、保険診療で良い治療をしようというモチベーションが上がらないと思います。

また私が何よりも残念に思うことは、日本の歯科治療費は、アメリカで歯科医師免許を取得する前の学生が行う治療の料金よりもはるかに安いということです。

学生による治療は教授などよりもずっと安価に設定されています。しかし、学生が勝手に治療するわけではなく、教官となる指導医のもとで行われるため患者は安心して治療を受けられます。学生は実際の患者を治療することで技術を習得できますし、患者は高額な治療費を安く抑えることができて、まさにWin－Winといえるのです。しかしそれでも、日本の歯科治療費よりは高い金額になります。

日本で6年間学んで国家試験に合格し臨床を何年も経験した日本の歯科医師による治療よりも、アメリカの学生による治療のほうが高額ということを踏まえると、日本の歯科治療はあまりに軽んじられているのではないかと私は考えています。

保険診療には現実に即さないルールも多数存在

行き過ぎた平等主義ともいえる制度が生んだ意味のないルールは、一律の保険点数だけではありません。行政などが行う診療報酬の書類のチェックも、医療の現場から見れば実態とはかけ離れているうえに患者のメリットにはなっていないものが少なくないのです。

その一つにレセプトの審査があります。レセプトとは医療機関で行った医療行為に対する診療報酬の明細書で、処置の内容や点数が記載されており、月に1回歯科医師会の担当医師が、自分の診療時間を削ってその内容の審査を行っています。審査の結果、内容に問題がなければ健康保険組合などから医療機関へ医療費が支払われます。しかし問題ありとされるとレセプトは差し戻され、クリニックは内容を修正して再提出しなければなりません。

どのような場合にレセプトに問題があるとみなされるかについては厚生労働

省のホームページに掲載されていますが、その一例として、レセプト平均点の高点数化という基準があります。

医院の保険点数の総数を、レセプト枚数（患者人数）で割った平均点をレセプト平均点といい、全国的な平均点を大きく超えたものに対しては、保険制度上の不正がないかをチェックする行政指導が入るのです。

ですが、実際の現場ではルールどおりに診療をしていても、レセプト平均点が全国平均点を上回ることはあり得る話です。例えば私は今では自費診療をメインに行っていますが、開業当初は保険診療も行っていました。私の診療理念として、口の中全体に対して責任をもって治療を行うようにしているため、訴えのある場所だけでなく今後トラブルが起きそうな歯についても治療提案をしています。そうなると開業当初で患者数の少ないなかでも高点数のレセプトが出るため、レセプト平均点が高くなることは避けられませんでした。もっとも、開業した当初に行政指導が入ることはほぼありませんが、このようにレセプト枚数（患者人数）の少ないクリニックだと、治療をすればするほど平均点が上がってしまうという問題があります。

ルールは医療の質を向上させるためにあるべきもの

高齢者が多く受診するクリニックでもレセプト平均点は高くなる傾向にあります。その理由としては入れ歯を作ったり被せ物をしたりという治療が、保険診療のなかでは点数が高めに設定されているからです。ただし高めといっても、世界的には非常に低い点数です。

長く診療を続けている地域のクリニックは、患者も高齢化して全体の受診人数も減ることがある一方で、入れ歯作りなどが増えると必然的に平均点は上がってしまいます。この場合だと、クリニックではなんら問題ない診療をしているにもかかわらず、点数だけを見れば行政指導の対象になってしまう可能性があるのです。

そしてひとたび行政指導が入ると大変です。行政を納得させるための資料や書類をそろえるためにスタッフ総出で徹夜作業になることもあります。さらに高点数の医院の一部には、翌年の診療点数を抑制するようにという通達が来ます。患者を治療することよりも点数を抑えることが目的となってしまうと、日々の診療に悪影響が出ることは明白です。

高点数のレセプトのなかには、残念ながら問題のあるものも散見されます。そういった問題がある以上は点数の高いレセプトが審査対象となるのはやむを得ないことだと思いますが、一方で真面目に診療をしている歯科医師までがそのようなルールに縛られ疲弊している現状は、歯科業界のみならず患者のためにもなっていないと感じます。

ルールはあくまでも患者のためという大前提のもと、医療の質を上げるために役立つものであってほしいと思うのです。

アメリカでは定期健診を受けていないと保険が使えないことも

アメリカでもレセプトや治療内容のチェックはあります。民間の保険会社が保険料を支払うにあたり、治療計画を見て保険が適用される部分を判断していますす。個々の治療の妥当性を判断するものではなく、たとえ保険適用にならなくても歯科医師が必要と判断すればその治療を進めるケースもあるため、それに対し不満をもつ患者もなかにはいます。保険が適用されるかどうかということと、歯科医師が患者に適切な臨床判断を下しているかということはまったくの別問題ですので、日本におけるレセプト平均点のように治療を制限するような仕組みにはなっていないのです。

アメリカの健康保険のなかには、定期健診を受けていないと利用できないというルールが設けられているものがあります。歯科治療を受けようと思っても、定期健診を受けていないと受診できないのです。

また年間に保険で使うことのできる医療費の額は定められていますが、実際に使った金額が上限に達しなかった場合、余った分は次年度に繰り越すことができません。そこで上限まで使い切るために、定期的に健診やSPTを受ける人が多くいます。これらは見方を変えると、国民にとって予防に取り組むインセンティブとなるため、やはり患者にとってメリットがあるルールだと思います。

保険診療では世界標準の治療を提供することは難しい

このように日本の医療制度では、経験年数によらず治療費が一律であり、歯科医師が自分自身のスキルに応じて値段を設定できないことや、保険制度のもとで薄利多売を強いられており、そのしわ寄せが歯科衛生士をはじめとするコメディカルにいっていること、諸外国に比べて安く設定されている治療費が患者の予防意識を低下させていることなど、いくつもの要因が重なって口の健康を損なっている現状があります。

私自身アメリカで多くのことを学び、帰国後は患者のためにそれらを役立てたいと思っていました。しかし実際には、保険制度のルールにがんじがらめになっている現状では、世界標準の治療を提供することは不可能であると思い知ったのです。利益を度外視してすべてをボランティアでやるのであれば可能かもしれませんが、それではそもそもクリニックの経営が成り立ちません。

保険診療の理念自体は悪いとは思っていませんし、患者へ提供する治療も保険の範囲でできるのであれば、そのほうが患者の金銭的負担も少なくて良いと考えています。しかし世界標準の治療を提供し、かつクリニックも利益を出してコメディカルに還元するのは現在の保険制度のみでは難しく、だからといって制度を変えることも私一人の力では困難です。そう考えた私がたどり着いたのが自費診療という選択肢であり、今では受診する患者のほとんどがその治療を受け入れてくれています。

保険診療と自費診療の違いは材料のみにあらず

自費診療に力を入れるなかで気づいたのは、自費診療に対する大きな誤解があるということです。歯科クリニックで、自費診療と保険診療の違いとして使用する材料が違うという説明を聞いたことがある人もいると思います。それ自体は間違いではないのですが、正確には材料は違いの一つに過ぎません。ですが、患者だけではなく歯科医療関係者にもそのように考えている人が多いように感じます。

まず材料の違いとして、虫歯治療で使う白い詰め物や被せ物には、保険診療ではプラスチックを使用しますが、自費診療ではセラミックを使うことができます。自費診療のセラミックが良い材料であることは間違いありませんが、プラスチックでも長期間状態を保つことは十分可能です。セラミックとプラスチックのどちらが材料として優れているかという問題ではなく、治療の内容等によって適した材料が異なるのです。

銀歯も同じです。歯科で用いられる銀歯の材料はパラジウム合金というもので金や銀、銅、パラジウムなどが含まれています。金属アレルギーのある人に関しては自費診療でセラミックを使って治療するほうがよいですが、アレルギーの心配がなくて見た目も気にしないのであれば銀歯でもそれほど問題はないのです。

このパラジウム合金に関しては、自動車の排気ガスに含まれる有害物質を除去するための触媒としても使用されることから近年需要が大幅に増加しています。さらにパラジウムはもともとレアメタルと呼ばれる希少性の高い金属ですが、生産量の多くを占めるロシアとウクライナの戦争により供給が不安定になったことも価格の高騰につながっています。しかし保険診療の場合は材料に対する報酬はほぼ変わらないため、仕入れ金額と診療報酬の逆転が生まれてしまいました。こうした状況に対して歯科医師会からもパラジウム合金の安定供給に関する要望などが相次いで出され、厚生労働省は診療報酬改定時期以外の緊急改定などの対応に追われました。これについても、国が価格を決めるという構造のために対応が遅れたことは否めませんが、そのしわ寄せはやはり歯科クリニックにいくのです。

入れ歯の材料に関しても誤解している人が多いように感じます。自費診療の入れ歯は金属製のもの（金属床義歯）しかない、あるいはプラスチック製よりも金属製のほうが良いものだと考えている人がいますが、実際には自費診療でもプラスチック製の入れ歯を作ることはあります。アメリカでもプラスチック製の入れ歯が最も多く作られています。理由としては、歯茎の形が変わり入れ歯が緩くなったときに、金属製よりもプラスチック製のほうが簡単に修正できるからです。金属製にももちろんメリットがあり、食べ物の温度が伝わりやすいことや薄く作れるので装着したときの異物感が少ないこと、プラスチック製に比べると丈夫であることが挙げられます。

このように、材料の違いはあくまでも治療に際してのオプションに過ぎません。そして個々の患者に何が適しているかを判断するのは歯科医師の役目です。

では保険診療と自費診療の間にある材料以外の違いは何かというと、一言で表すと手間暇です。具体的にはカウンセリングに掛ける時間、検査や資料を基に治療計画を立てるための時間、そしてコメディカルなどのマンパワーです。

実際の歯科医療の現場では保険診療と自費診療の違いを患者に伝える際、材料の違いの説明だけで終わってしまう医師が多くいます。そのため患者には自費診療の本当の価値が伝わらず、保険診療でも十分痛みを取ってもらえたのになぜ自費診療にしないといけないのか分からない、などと言われてしまうのです。

私のクリニックでは虫歯などを削って詰め物をする治療では、1本あたり2万~6万円の治療費が掛かります。

この費用になる理由は、その患者一人に対して細かい治療計画を作成し、カウンセリングや検査の時間を十分に取ったうえで治療を行うからです。また担当の歯科衛生士が日々の予防歯科に必要なブラッシング指導なども丁寧に行います。単に詰め物が高価だからというだけでなく、その人の口の健康に関して責任をもつ対価として治療費を受け取っているのです。

ですので私のクリニックでは、最初の時点で保険診療と自費診療の違いを丁寧に説明し、適切な治療を提供したいという私の姿勢を患者に理解してもらったうえで治療を始めるようにしています。材料だけでなくそうした内容についても治療前に説明することで、その患者にとって最適な、かつ満足度の高い治療を提供できていると考えています。

もちろん誰でも低価格で治療を受けられるという点において保険診療にもメリットはありますし、絶対に自費ではなく保険で治療したいと希望する患者も多くいます。ですが患者に良い治療を提供するという観点に立ち返れば、歯科クリニックは自費診療という選択肢も提示したうえで、患者に治療方法を選択してもらうべきだと思います。

症状がある場所だけではなく口の中全体を診る重要性

日本では歯科クリニックは治療の場という認識があるため、患者自身も痛みや不調のある部分に対しての治療のみを想定しているケースに多く遭遇します。しかし、虫歯にしろ歯周病にしろ、口のトラブルの主体は細菌感染ですので、本来であれば症状のある部分だけでなく口の中全体を診て、しっかりと治療計画を立ててケアすることが必要なはずです。口腔内全体の細菌が多いまま、それらを減らす手立てを取らずに症状のある部分だけを治療したとしても、またすぐどこかに不調が現れることは想像に難くありません。つまり口の健康を長期間保つためには、口腔内のトータルケアが重要なのです。

自費診療では一人ひとりの患者に時間を掛けることが可能なので、症状のある歯だけでなく口全体を診察し、必要に応じて治療提案をすることができます。

一方保険診療ではやはり時間という制約が大きく、全体を見渡しての治療計画を立てるところまで手が回らずに、患者が訴える部分だけを治療するという流れになってしまいます。

「歯を抜く歯科医師は悪い」という誤解

保険診療においては、十分なカウンセリングなどができなかったために、結果として患者にとって不本意な治療が行われてしまうケースもあります。

例えば私のクリニックを訪れた患者で、歯周病で骨がほとんどなくなって抜けかかっている歯を無理矢理ほかの歯と固定している状態の人がいました。固定されているため歯自体はなんとか口の中にとどまってはいましたが、とても何かを噛めるような状態ではありません。そのうえ歯茎から膿が出続けているために口臭もひどくなっていました。そんな状態でも、患者はその歯をどうにかしてほしいと言って、私のクリニックにやって来たのです。

保険診療で治療していた歯科医師がなぜもう機能していない歯を無理矢理固定してでも残していたのか、正確なところは分かりません。ですが想像できることの一つとして、患者が抜歯を極端に嫌がったために歯を固定して残したのではということがあります。

歯を抜くことへの抵抗意識をもつ患者は多く、そのような人は歯を抜く歯科医師は悪い歯科医師であると考えている場合もあります。実際私のところに来る患者でも他院で抜歯したことに対して「歯を抜かれた」という言い方をする人がいます。抜かれたというのは明らかにネガティブな表現であり、本来は抜く必要がなかったものを歯科医師の裁量で抜かれてしまったという意味が込められているように思います。

しかし、歯は口腔内にあるだけでは意味がありません。物を噛むといったような正常な機能を維持しているかどうかが重要なのであって、機能していない歯は残していても仕方がないのです。無理に歯を残すことで、周囲の骨まで失ってしまうこともあります。

歯周病は口腔内の歯周病菌によって歯茎が炎症を起こす病気です。歯周病が進行すると歯と歯茎の隙間に細菌が入り込み、体は歯周病菌を体外に排出しようとします。歯周病菌と患者自身の免疫が戦った結果、最終的には顎の骨が溶けてしまうのです。この場合、早い段階で抜歯をすることで顎の骨への影響を最小限に抑えることができます。もちろん見境なく歯を抜くことは問題ですが、患者の生活の質の向上や時間・費用といった負担を抑えるために抜歯を選んだほうがいい場合もあるのです。

抜歯と同じく、インプラントに関してもネガティブなイメージをもつ人がいます。インプラントとは歯を失った部分の顎の骨に人工材料の歯根を埋め込む治療のことです。これは成功率が非常に高い治療法で、10年、20年という長期スパンで見ても90％以上の成功率が維持できます。

歯を残すことを重視して歯根の治療をするケースもありますが、歯周病がある程度以上に進行している場合は、治療の成功率は下がります。それならば最初からインプラント治療を選択したほうが、トータルでの患者負担が少なくて済むこともあります。

ただし患者が抜歯するメリットも理解したうえで、それでも歯を残したいと希望するのであれば、歯科医師は患者の意思を尊重し、歯を残すためのより予知性の高い治療を提案するべきだと思います。

歯科医療従事者と患者双方のために、保険制度の改革が必要

日本の医療保険制度は、長い目で見ると１００％患者のためになっているとは言い難い状況です。

日本が世界トップクラスの平均寿命を誇ると同時に健康寿命（介護などを必要とせずに自立して生活できる期間）を延ばし、より健康で豊かな国になるには、今一度医療保険制度全体を見直す必要があるのではと考えています。そして少なくとも歯科医療に関しては、自費診療という選択肢が、その突破口になるのではと思います。

すべての治療を自費診療で行うということではありません。患者は保険料を納めている以上、保険制度の恩恵を受けるべきですし、十分な時間を掛けて治療ができるのであれば保険診療でもよいと思います。いちばん理想的なのは、保険点数を海外の国々の水準まで引き上げることですが、これは保険料の負担額も大幅に増えてしまうため難しいと考えられます。

そこで私が提案したいのは、保険診療の範囲を見直すことです。

歯の健康を保つために最も重要な予防歯科や、初期の虫歯治療に関しては保険で手厚くカバーし、時間が掛かる治療、高い技術の求められる治療などは自費で行うというように、治療内容や性質に応じて住み分けを行うのがよいと考えています。また、すべての治療において混合診療（保険診療と自費診療を組み合わせて治療を提供すること）を行えるようにしても良いのではないかと思います。そうすることによって患者は保険制度の恩恵を十分に受けることができ、医療従事者の負担も軽減されるという、双方にとってＷｉｎ－Ｗｉｎな状況を実現できるはずです。

第 3 章

表面的な教育制度と専門医制度
教育制度の改革なくして、
日本の歯科医療の質の向上はあり得ない

虫歯を1本も治療しないで歯科医師になれる日本

日本の歯科の課題は国民皆保険制度をはじめとするさまざまな制度だけでなく、教育制度にもあると思います。

教育制度の問題の一つは、いまだにペーパーテスト偏重で実務や臨床が不十分な点です。日本では、実際の患者を治療した経験が十分でなくても歯科医師の国家資格を取得することが可能です。

日本において歯科医師の免許を取得するには、歯科大学や大学の歯学部で6年間の教育を受けて、歯科医師の国家試験に合格しなければなりません。しかし大学在学中の実習では患者を治療することはほとんどないですし、国家試験においても実技試験はありません。極端なことをいえば虫歯を1本も治療した経験がないままでも歯科医師の免許が取得できてしまうのが現在の日本のシステムです。

もちろん日本の大学教育においても少しずつ臨床実習を重視する流れになってきており、今は臨床実習実施前に、学生の知識と技能、態度を評価する全国の歯科大学の統一試験も行われています。具体的には知識を評価するためのコンピューターによる試験（CBT：Computer Based Testing）と、技能や態度を評価する試験（OSCE：Objective Structured Clinical Examination）で構成されています。学生は4年次にこの試験を受けて、合格してから5、6年次の実務実習へと進みます。

また2006年からは、歯科医師免許取得後にも、研修施設の指定を受けた病院、診療所などでの1年以上の実習が義務付けられるようになりました。私が歯科医師になった2002年時点ではそういった制度がなかったので、当時に比べると実技面に比重がおかれるようになりつつあると思います。

しかしその実態としては、学生の間の臨床実習では実際の患者に触れて治療することはまだ少なく、見学で終わることも珍しくありません。その結果、学生は臨床のことをあまりよく分からないままに免許を取得し、歯科医師になるということもあるのですが、これはやはりおかしい仕組みだと感じています。

さまざまな法律上の制約はあるとしても、実際に患者の治療をしたことがないままに免許が取得できてしまうというのは、免許の取得前に歯科医師の適性があるかどうかが分からないということでもあります。

実際に私の知り合いのなかにも、歯科医師になってから自分には本当は向いていなかったと言って後悔している人がいます。学生の間にもっと実際の患者を治療する機会があれば、こうしたミスマッチもある程度は防ぐことができるのではないかと思います。

また学生時代の臨床経験が極端に少ない歯科医師は、最初に就職したクリニックの治療方法や方針を基準にしてしまいがちです。これからの歯科の未来を担う新卒歯科医師の成長がクリニックによって左右されてしまうことには、一抹の不安が残ります。

免許取得前に自身の適性を知ることができたり、エビデンスに基づいて判断できるようになったりするためには、十分な臨床経験を積めるシステムをつくることが必要だと考えています。

アメリカでは学生が患者を治療、実践を通して学ぶ仕組みが確立

一方でアメリカでは学生時代から徹底的に臨床を学びます。患者が来ると治療の難易度に応じて割り振られたり自分で探したりする場合もありますが、簡単な

治療であればインストラクターの指導のもとで学生が担当し、高度な治療は大学院へと回される仕組みです。そのため歯科医師を目指す学生は、学生のうちから実際の治療を数多く経験できるようになっています。なお、卒業してからの臨床研修制度のようなものはありません。

歯科ではありませんが、私も実際にアメリカで学生の診察を受けたことがあります。体調を崩して大学内のクリニックを受診したときのことでした。診察室で問診などを終えて処方せんを受け取ったとき、私を診察した相手のネームプレートを見て彼が医学部の学生だと気づいてとても驚きました。その学生が私を診察する様子も問診での受け答えも、一人前の医師とそれほど変わらないように感じたからです。少なくとも私はネームプレートを見るまでは、相手が実習中の学生だとは予想もしませんでした。

これは、アメリカではどれほど実践に即した実習を大学内で行っているかを表す一例だと感じます。

このような実習は歯科でも同様です。私の留学していた大学では学生と教員は診療着の色が違うため見た目で学生であることは分かりますが、対応そのものはすでに立派な歯科医師と同じです。

自身でクリニックも経営し、臨床経験豊富なアメリカの大学教授

日本とアメリカのどちらの国でも、大学は一般的に教育、研究、臨床の3つの役割を担っています。

このうち教育や研究は大学が中心になりますが、臨床については症例などによっては大学以外の病院やクリニックのほうが豊富にこなせることがあると私は考えています。大学には一般の病院やクリニックでは対応できない特殊な症例は集まりますが、一般的な症例はむしろ市中の病院やクリニックのほうが多いことがあるからです。

日本の大学教授には優秀な人がたくさんいますが、ほとんどの教授は開業経験がないため、学生に経営に関するアドバイスをするのは難しいです。1日に診る患者数も大学ではそれほど多くないため、開業医に比べると臨床経験が少ない傾向にあります。

そういった状況に対し、日本の医学部や歯学部、薬学部などの大学の医療系学

部では臨床教授という役職を設けています。臨床教授というのは大学における臨床教育や実習の指導体制を充実させるために、外部の医療機関などから招聘され、臨床に即した講義などを行う教授のことです。私自身も現在、臨床教授として主に大学院生に講義を行っています。

一方でアメリカでは学生を指導する大学教授は、大学で働く以外にも自分自身でクリニックを開業していることがほとんどです。プライベートプラクティスと呼ばれる場所が大学内にある、もしくは学外に開業しており、教授たちは学生の教育をしながら同時にクリニックを経営しているのです。教授はそれぞれ自分のクリニックを経営するほどですから臨床経験は極めて豊富ですし、同時に経営者としての視点などももっています。

大学教育において、臨床の最前線で治療を行う臨床経験豊富な人材から指導を受けられるというのは、優秀な歯科医師を育成するうえで大きなメリットだと私は思います。

巨大な国家試験予備校化する大学教育

こうした教育方法に強く刺激を受けた私は、学生が患者の口の中を実際に触ることもなく、ただ国家試験をクリアすることだけを目標に勉強する日本の大学教育のあり方に疑問を抱くようになりました。

日本は歯科医師になるための国家試験が非常に難しく、2022年の合格率は61・6%にとどまっています（旺文社　教育情報センター「第115回　歯科医師国家試験結果」）。また年々合格率は低下する傾向にあり、2012年の合格率（71・1%）と比べると約10%も低くなっています。

このような状況下で大学や各学生が国家試験に合格することに対して必死になるのは仕方のないことですが、あまりに国家試験一辺倒になるのは問題です。このままでは大学がまるで巨大な国家試験予備校になり、優秀な歯科医師を育てるという本来の目的から遠ざかってしまうのではと危惧しています。

もちろん国によって法制度の仕組みが異なるため、アメリカと同じことを日本でやれるわけではありません。しかし歯科医師の免許取得前に徹底して臨床を学

歯科医師国家試験
受験者数・合格者数・合格率の推移［新卒・既卒合計］

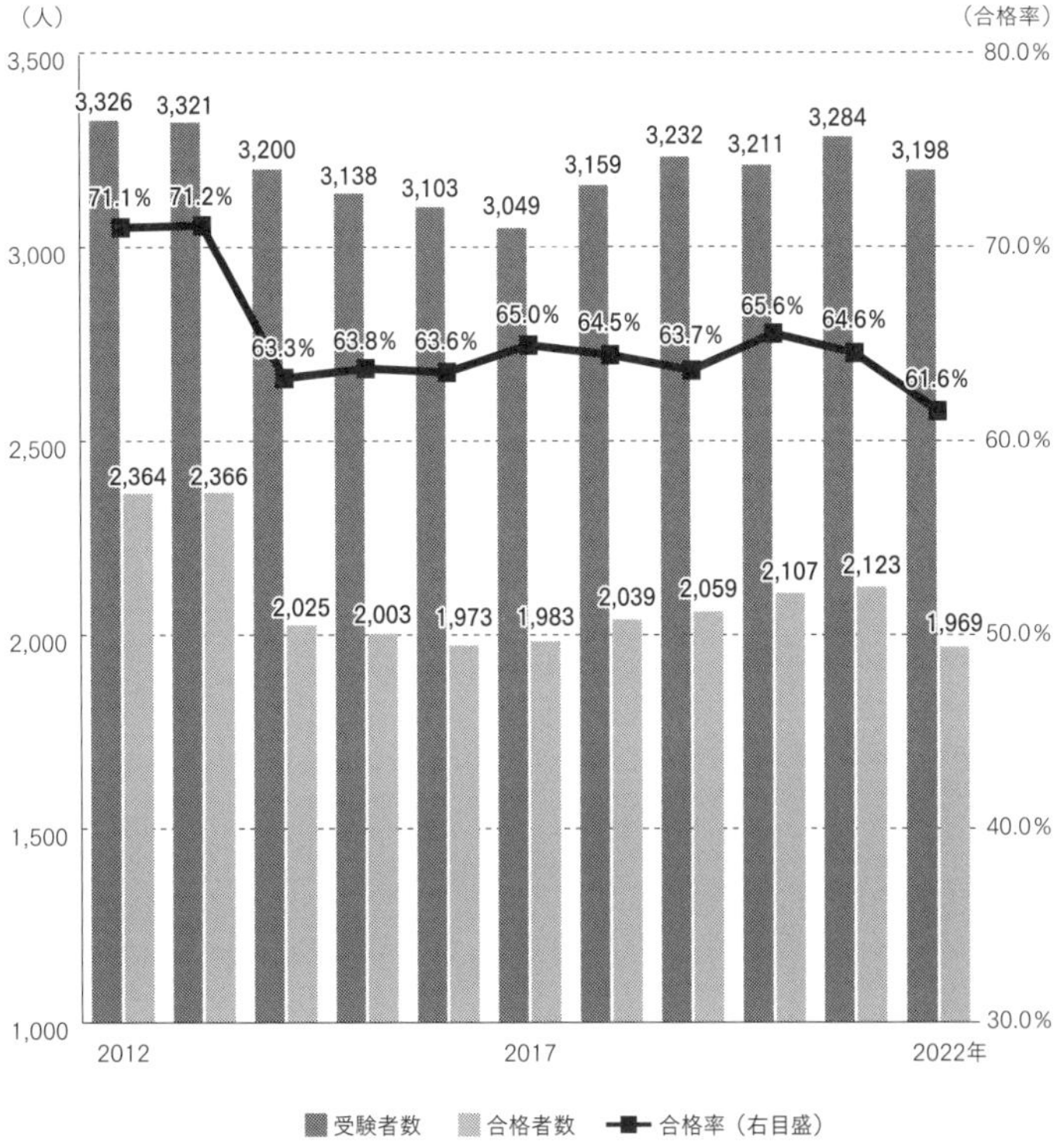

旺文社　教育情報センター「第115回　歯科医師国家試験結果」より作成

ぶ姿勢は、優秀な歯科医師を養成するうえで非常に役立っていると私は考えています。

アメリカでも日本でいうところの国家試験にあたるペーパーテストとして、ナショナルボード（NBDE：National Board of Dental Examination）という試験があり、これに合格することで、実際の患者の治療を行えるようになります。

ナショナルボードは年に複数回受験が可能です。膨大な量の問題がストックされていて、筆記ではなくコンピューター上で解答を入力する形で試験を受けることができます。また学生は何度でもチャレンジできるため、自分にとって最も良いタイミングで受けることができるのです。

ここは日本の制度と大きく異なる点だと思います。受験にしても国家試験にしても、日本の試験のチャンスは年に1回きりです。たった1回のペーパーテストでどれほど実力を測ることができるのかと疑問に思いますし、試験当日に風邪など体調不良を起こしてしまったら、1年間どれほど必死に勉強してもすべてが無駄になってしまいます。日本と比較した場合、アメリカでは歯科医師を目指す学生に与えられるチャンスが多いのです。そのような違いは、大学受験や資格試験など、歯学以外の教育においても見られます。

ペーパーテストだけではなく級友や患者からの評価も成績に影響する

さらにいえば、アメリカではペーパーテストだけで学生の成績が決まることはありません。私が通っていたインディアナ州の大学院では、ペーパーテストによる評価が成績に与える影響は40％程度でした。実際に成績を決めるにあたってはペーパーテストに加えて教授からの評価が30％程度、残りの30％はクラスメイトや患者、受付アシスタントなどからの評価をすべて加味して、人間的な評価も含めて総合的に判断されるのが特徴です。医療従事者にとってはコミュニケーション能力や人間性も非常に重要な要素ですから、この評価体制はとても良いと思います。

私は留学先であるアメリカのインディアナ大学補綴科大学院を首席で卒業しました。しかし、ペーパーテストの結果だけを見たら、決して優等生だったとはいえないと思います。なぜなら入学時の英語力はとても低く、英語のペーパーテストも高得点ではなかったからです。そのため私が首席に決まったとき、同級生からはどうしてお前が首席なのだ、と憮然《ぶぜん》とされたのを覚えています。皆、私の入学時の成績がひどかったことを知っているからです。

私が首席になれたのは、ペーパーテスト以外の臨床の部分で高い評価を得ることができたからだと思います。実際に、私は同級生のなかでは治療した患者の数が飛び抜けていました。私は多くの患者を受けもっていて患者からの評価も高かったので、その噂を聞きつけた歯周病科など他科の先生たちがどんどん私に患者を紹介してくれるようになったのです。歯周病科などの先生は被せ物の治療が必要な場合は、補綴科に依頼して治療してもらう必要があります。皆、卒業要件を満たすために自分の患者の治療を早く終えたいのですが、私に紹介すればどんどんこなしていくため早く治療が終わります。私はアメリカで補綴のことをしっかり学びたいという強い意志があったので、卒業要件に関係なく多くの患者を診察していました。そのため結果として、卒業に必要とされる患者数の2倍程度は診ていたのではないかと思います。

こうした治療に対する姿勢や患者からの評価、私に患者を紹介してきた他科の先生からの評価などすべてを総合的に判断した結果、私はペーパーテストの成績がトップでなかったにもかかわらず首席で卒業することができたのです。このようにアメリカでは実際の取り組みや実力を総合的に判断し、スキルを磨いた人間が上に上がれる仕組みができているのです。

またアメリカの大学で学んでいたとき、数学ができない同級生が非常に多いことにも驚きました。例えば歯科医師になる勉強をするなかで、論文を読むために確率や統計を学ぶ授業もあります。そこでは基礎的な数学の知識を使うのですが、アメリカ人は高校レベルの数学ができない人が意外と多いのです。

そのことを知ったときは非常に衝撃を受けました。日本では大学受験をするために、ほとんどの学生が最低限の数学を習っているからです。

しかしよくよく考えてみれば、これは合理的といえます。数学ができないからといって患者に良い治療ができないかといえば、そのようなことはないからです。仮に計算が必要になったとしても今はタブレットやスマートフォンですぐに計算できますから、必ずしも計算能力が高い必要はありません。実際の治療に役立つ臨床実習は徹底して行う反面、あまり必要度が高くない基礎的な計算などは省いてしまうというのは、実にアメリカらしい教育方法だと思います。

学生が教授や大学を評価する仕組み

アメリカでは教授の授業や大学そのものも、常に他者からの評価が行われています。日本では考えられないことですが、アメリカでは学生が教授を評価することはごく一般的です。そして学生からの評価が著しく低い場合は、たとえ教授であってもクビになってしまうことがあります。

常に学生などから評価されて、評価が低ければ潰れてしまうリスクがあるのは大学も同様です。アメリカの大学では数年に1度の頻度で、CODA（Commission on Dental Accreditation）という第三者機関が大学をチェックに来ていました。大学と学生の双方にインタビューーして、きちんとした教育がなされているかどうかを確認するのです。そうして一定の基準を満たしていなければ、大学あるいは学部であっても潰れることは決して珍しくありません。日本と比べて、アメリカでは第三者によって評価する体制が整っているところが大きく違うと思います。

私がアメリカの大学院に在籍しているときに、たまたまCODAのチェックが入り、インタビューを受けることがありました。そこでは教授の姿勢や授業内容、授業への満足度などさまざまなことについてヒアリングが行われました。こうした取り組みを見て私は実にフェアである、と感じたものです。

日本では、一般企業でもまだまだ相互評価の体制は少なくて、上司が部下を、という一方通行の評価が一般的だと思います。また医療系学部においてはピラミッド型組織が根強く、そのなかで教授は頂点に位置します。そのため学生は教授の言うことを聞くのが当然で、評価したり批判したりするというのはほとんどあり得ないと思います。

留学中、そのような組織のあり方が当然だという思い込みを覆される非常に印象深い出来事がありました。アメリカの大学院に入学して3年目のことです。私は論文を検討する授業を取っていたのですが、その授業をずっと面白くないと感じていました。授業で使う論文は教授が指定するものだったのですが、それらが内容に深みのない、読み応えのないものばかりだったからです。

ある日、そのことを何気なく同級生に話したところ、それを隣で聞いていたアメリカ人の女子学生のKさんが教授に意見を伝えに行こうと提案してきたのです。私はただの雑談として話しただけで教授にそのようなことを伝えるつもりはまったくなかったため、彼女の提案に驚きました。

しかもそのときはすでに学期が始まっており、毎週読むべき論文もすべて決まっていてシラバス（学生に提示される授業計画書）にはテストの日も記載されています。今さら教授に何かを言いに行ったとしても、変更するのは不可能だと思われました。ところがKさんは私のそうした困惑などおかまいなしに、今すぐ行こうと私を教授の部屋へ引っ張っていってしまったのです。

教授の部屋まで来てしまったからには、もう逃げるわけにはいきません。私は腹をくくって授業があまり面白くないと思っていること、その原因が教授の指定する論文にあることを率直に伝えました。そして自分が読んだ論文のなかから面白いと思われるものを紹介したのです。

すると驚いたことに教授は私の話を静かに聞いてくれました。そして聞き終わったら私の提案した論文を面白いと評価し、論文の変更を受け入れてくれたのです。そうして学期の途中であるにもかかわらず、クラスで使う論文すべてが変更されたのでした。

これは日本ではあり得ないことだと思います。学生が教授に物申すことも異例であれば、教授がその意見を受け入れて一度決まったことを学期途中に変更するなど、さらに異例だからです。

しかし、アメリカではごく当たり前にこうしたことが行われていました。教授自身は学生の評価に対して非常に興味をもっていて、単に授業をするのではなく学生が満足できる授業がしたいというモチベーションが高いと感じました。また、教授と学生はあくまでフラットであり、変化に対する抵抗感が少ないという土壌があったのだと思います。

教授に忖度しないアメリカの大学教育

教授がピラミッドの頂点ではないことを示すエピソードはほかにもあります。私が渡米した当時は、アメリカのカルテが紙のものから電子に置き換わっている時期でした。日本も時間を掛けて今は多くの施設で電子カルテを導入していますが、アメリカではその導入のスピードもかなり速かったように記憶しています。

アメリカではやると決めたら実行するスピードは極めて速いのが特徴です。しかも一部の教授などに忖度《そんたく》して、便利なシステムを導入しないという選択肢はありません。例えば私が留学中に見た光景で、パソコンを使えないある教授がいました。しかし電子カルテの導入でどうしてもパソコンを使わざるを得ず、その教授はキーボード入力に慣れることから始め、非常に長い時間を掛けてなんとか電子カルテの使い方をマスターしたのです。

これを見たときには、日米の大きな違いを垣間見た思いでした。日本では教授が自分で電子カルテを使えるように、一生懸命練習するという光景はあまり想像ができません。それどころか教授がパソコンを使えないから嫌だと言えば、それだけで電子カルテの導入が見送られてしまうこともあり得ます。その点、アメリカは教授がパソコンが苦手だろうとなんだろうと、それによって効率化や医療の質の向上が図れるとなれば、問答無用で導入されます。その点は非常にシビアといえるのかもしれませんが、同時に良いことをすぐに取り入れられる点においては、日本よりも優れているのだと思います。

また日本の大学の多くで年功序列が当然という根強い風潮があるように感じます。

私は33歳で臨床教授になりましたが、日本では私のように30代や、40代で教授になる人は非常に少なく、50代の教授が大半ではないかと思います。しかしアメリカでは40代の人が教授になるのはよくあることで、多くはありませんでしたが30代の教授もいました。私は歯学教育の現場において、アメリカのように若く意欲のある人がもっと活躍できるようになれば、それが歯科医療全体の質の向上や、業界の活性化につながるのではないかと考えています。

医師と患者がフラットな関係性を築く

アメリカにはそもそも敬語というものが存在しない文化的背景があります。日本人が「お医者さま」と呼ぶような感覚はアメリカ人にはありません。そのため患者側は医師や歯科医師に対して何かを尋ねたり意見を言ったりすることに遠慮する様子はありません。自分が分からないと思ったら、納得がいくまで相手に質問することを多くの人が当然と考えているのです。

教授と学生、あるいは医療従事者と患者がフラットな関係にある根底には、徹底した資本主義があると思います。

日本では、医療や教育に携わる人間がお金のことを話すのを良しとしない風潮があります。ともすれば医療従事者は患者に、教師は学生にボランティア精神で向き合うことを求められる背景があるからこそ、患者や学生には医療従事者や教師に対してある種の尊敬や遠慮が生まれるのだと思います。

一方でアメリカでは、そのような遠慮はほとんどありません。教師は教える人で学生は教わる人ですが、同時に学生は学校へお金を払っている顧客でもありま す。そのため顧客である学生が満足しているかどうかを学校側が大切にすることは、ある意味で当たり前ともいえるのです。

医療においても同様です。確かに医療従事者は患者を治療しますが、それに対してきちんと対価を受け取っています。患者は対価を支払っているのだから当然、分からないことは分からないと言いますし、納得がいかなければ説明を求めるのです。医療従事者側もあぐらをかいて、自分の治療方針を押し付けるわけにはいきません。顧客である患者に納得してもらえなければ、その患者は説明不足のクリニックに見切りを付けて別の病院へ行ってしまうかもしれないからです。

その点、日本では治療費が安いために患者自身が対価を払っているという意識が生まれにくく、結果として医療従事者にお任せになってしまうのだと考えられます。

決まった答えを求める日本、答えのない問題を議論するアメリカ

私は、テーマに対してたった一つの答えをひたすらに追い求める姿勢は、日本の教育全体にはびこる非常に根深い問題だと思っています。実際に臨床現場に出れば、出会うのは答えのない問題ばかりです。患者と向き合ってその人にとってベストな治療法を考えるとき、その答えはたった一つということはあり得ないと思います。

またあまりに知識偏重の詰め込み型教育を行っていることも問題だと感じます。最近の傾向として詰め込み型教育から脱却し、思考力を養成するようにシフトしつつあるとは聞いていますが、それでもすぐに変わるわけではありません。私には小学生をはじめ3人の子どもがいますが、子どもたちの教育を見ていてもやはりまだまだ暗記中心のようです。

重要なのは何を知っているかではなく、知っていることをどのように活かすかです。知識偏重の学校教育には、そうした姿勢が欠けていると思います。

幼い頃からずっと暗記重視の教育を受けてきたため、歯科医師になろうと志し

て歯学部に入ってからも覚えることが勉強だと勘違いする学生が少なくありません。私は大学で臨床教授をしていますが、そこで学生と接するときにも詰め込み型教育の弊害を感じています。学生は教員に対して、すぐに答えを求めようとするのです。

私はアメリカで学んだ経験から、答えの決まっていない問題について議論し、自分なりの正解を導き出すことの重要性を痛感しました。そこで学生に対してもそのような思考力を必要とする講義をしようとすると、残念ながらあまり喜ばれることはないのです。学生は虫歯や歯周病の上手な治療法など、すぐに役立つ知識や答えを欲しがっているような印象を受けました。

答えがない問題について考えることに対して非常に不安を感じる日本人が多いですが、それには同調圧力が強い国民性であることも関係していると思います。とにかく人と同じであれば安心する国民性からか、議論して考えを深めていくことが苦手なのです。欧米のような飛び級制度もなく、全員が年齢で横並びの教育を受けて育っているため、他人と違う行動を取ることに対して抵抗を感じるようになるのだと思います。だからこそ教員に対して、すぐに手に入る答えを求めるのです。

アメリカの大学では、答えそのものを教えてくれることはほとんどありません。答えのない問題を皆でディスカッションしていき、自分たちなりの結論を導き出します。そしてさらに問題提起をして新たな問題点を見つけていき、思考とディスカッションを繰り返していくのです。この作業は日本の大学では感じたことのない知的好奇心を、非常に刺激されるものでした。

非常に勤勉ですばらしい能力をもっている日本人のなかから、GAFAM(Google, Apple, Facebook, Amazon, Microsoft)のような企業のリーダーが生まれないのは、このように答えのない問いを考え続けるトレーニングをしていない人が多数であることも関係していると思います。

またアメリカの学生はとにかく徹底的にプレゼンテーション能力を鍛えられます。私が留学中、取り組む機会が多かったのは論文読解とプレゼンテーションでした。ペーパーテストの対策よりもプレゼンのほうが、はるかに大変だったようにも思います。

プレゼンにも根拠がなければなりませんから論文をたくさん読んで、多ければ月に4回、5回と順番が回ってくるプレゼンをこなさなければなりません。そのプレゼンに対して学生同士で互いに評価し、ディスカッションが繰り広げられます。とにかくしっかり話したり伝えたりすることが求められるため、説明能力やコミュニケーション能力は鍛えられました。当時の経験が、患者に対する説明にも活かされていると感じます。

こうした点についても日本の大学は国家試験に合格することが大きな目的となってしまっているため、なかなか思考力やディスカッション能力を鍛える土壌が培われないのだと考えています。

唯一の決まった答えを見つけるタイプの学習は、変化のない環境で生きるための有効な学習方法だといえます。大きな変化がない環境下ではある問題に対する答えは、ほぼほぼ変わらないからです。しかし現代のように変化の激しい時代においては、決まった問題に対する答えをすばやく正確に見つけるだけでは、多くの人が抱える課題を解決することはできません。自分自身の頭で考えて、最適な答えをそれぞれが見つけ出す能力が何よりも求められているからです。

歯科医師も同様で、臨床現場にはたった一つの完璧な答えなどありません。私たち歯科医師は答えのない臨床現場で、絶えず目の前の患者にとってのベストを追求し続けることが必要なのだと感じています。

日本では専門医の数が少なく認知度も低い

日本とアメリカでは、専門医の人数や種類、そして専門医教育の仕組みも大きく異なります。

アメリカでは専門医が一般歯科やほかの専門医と連携しながら、自分の専門分野に特化して質の高い医療を提供しています。アメリカの歯科医師会によって認定された専門医としては矯正歯科、口腔外科、小児歯科、歯周病、歯内療法、歯科補綴科、口腔公衆衛生、口腔病理、口腔放射線科があります。またアメリカ歯科医師会認定以外にも、口腔粘膜疾患や感染症患者の歯科診療を主に担当する口腔内科、高齢者歯科、口腔顔面疼痛《とうつう》、顎関節症など準歯科専門医に位置付けられる特殊プログラムや医師も存在します。

さらにアメリカでは歯科医師の約21％は専門医（２００９年）となっていて、専門的なスキルと知識を身につけた歯科医師が多く存在しています（日本歯科専門医機構「歯科医療の専門性に関する協議・検証事業報告書」）。そして臨床教育現場の指導者も、ほとんどがその分野の専門医、ボード認定医です。医師によって多少の意見の違いはあるものの、エビデンスに基づく一定以上の知識や技術をもった専門医から教育を受けられるのは、非常に価値のあることだと思います。

日本では標榜《ひょうぼう》できる（広告できる）専門医というのが法律で決まっています。その専門医を認定する学術団体が法人格をもっているかどうかや会員が一定以上いるか、名簿を公表しているかなどいくつもの基準をクリアした場合のみ、その団体が認定する専門医を標榜できるようになる仕組みです。そして日本の歯科業界では、広く患者に標榜できる専門医が極めて少ないのです。

学会が認定する専門医あるいは認定医自体は数多くあるものの、対外的に標榜できる歯科の専門医は２０１９年末時点で口腔外科専門医、歯周病専門医、歯科麻酔専門医、小児歯科専門医、歯科放射線専門医の5つしかありません。多くの専門医が存在するアメリカに対して、日本では標榜できる歯科専門医資格を取得しているのは全体のわずか3・7％程度で、96・6％の歯科医師が専門医資格の取得なしというのが現状です（厚生労働省「令和２（２０２０）年医師・歯科医師・薬剤師統計の概況」）。

取得している広告可能な歯科医師の専門性に関する資格名（複数回答）、施設の種別に見た医療施設に従事する歯科医師数

	総数		病院		診療所	
	歯科医師数（人）	割合（%）	歯科医師数（人）	割合（%）	歯科医師数（人）	割合（%）
総数	104,118	100.0	12,329	100.0	91,789	100.0
口腔外科専門医	2,369	2.3	1,316	10.7	1,053	1.1
歯周病専門医	1,204	1.2	174	1.4	1,030	1.1
歯科麻酔専門医	375	0.4	200	1.6	175	0.2
小児歯科専門医	1,278	1.2	210	1.7	1,068	1.2
歯科放射線専門医	198	0.2	129	1.0	69	0.1
取得している資格なし	98,936	95.0	10,312	83.6	88,624	96.6

注：2つ以上の資格を取得している場合、おのおのの資格名に重複計上している。

厚生労働省「令和2（2020）年医師・歯科医師・薬剤師統計の概況」より作成

全体の歯科医師数に占める専門医の人数の少なさ、あるいは標榜できる専門医の種類の少なさなどさまざまな要因が絡み合って、日本では歯科専門医の認知度がいまひとつ高くないように感じます。また、臨床教育の現場に必ずしも専門医がいるとは限りません。

なお、日本でもほかの診療科の医師は大半がなんらかの専門医資格を取得しています。総合内科診療医や小児科専門医、皮膚科専門医、精神科専門医、外科専門医等をはじめとする50以上の専門医があり、一人で複数の専門医資格を取得するケースも珍しくありません。また一つも専門医資格を取得していない人は38・0％と、全体の6割以上がなんらかの専門医資格を取得して、細かく専門別に分かれた治療を行っていることが分かります（厚生労働省「令和2（2020）年医師・歯科医師・薬剤師統計の概況」）。

専門医でもそうでない医師でも治療費が同じ日本

アメリカでは専門医資格の取得がそのまま収入増にも直結していて、歯科医師のキャリアアップの道筋も明確です。

アメリカの患者は、専門医の治療を受ける場合は高額な医療費が掛かるものだという認識をもっています。しかし日本は、保険診療の場合は専門医による治療であっても、専門医ではない歯科医師の治療であっても治療費は一律です。新人と歯科医師になって10年以上経つベテランとで治療費が同じように、高度で専門的な知識とスキルをもつ専門医だからといって、それ以外の歯科医師と治療費が異なることはないのです。

これも日本の国民皆保険制度の行き過ぎた平等主義といえます。医療の分野は営利に走ることは望ましくないとしても、高いスキルと知識をもった専門家に対してそれ相応の対価を払うことはごく当然なはずです。現場の歯科医師としても、専門性を高めることで患者の役に立つと同時に、やはり金銭的にメリットがあるほうが学ぶモチベーションも高くなると思います。しかし実際は、専門医資格を取得する金銭的なメリットは特にないため、専門医資格を取得するかどうかは歯科医師自身のやる気に依存することになるのです。

また保険診療は薄利多売のため、歯科医師は患者を抱え込まざるを得ないのが現状です。例えばインプラント治療のできない歯科医師のもとにインプラントをするべき患者が来院した場合、医師は専門医に患者を紹介するべきです。しかし保険診療の歯科医師は自分のクリニックでなんとか治療を行おうとすることがあり、結果的に適切な治療ができず患者に迷惑を掛けることになります。

私は患者のためにも、専門性の高い治療は専門医が行うようにするなど、専門医とそうではない歯科医師の住み分けをすることが大切だと思います。そしてそのためには専門医が技術に見合った治療費を受け取ることができるようにしたり専門医の認知度を高めたりしてその数を増やし、患者が当たり前に専門医の治療を選択できる社会にしていく必要があるのです。

大学が専門医を育成するアメリカ

アメリカで専門医になるには大学病院などに設置されている2〜4年間の専門医教育プログラムを修了する必要がありますが、プログラムには当然のことながら臨床も多く含まれます。

私自身が補綴専門医資格を取得したときもそうでしたが、専門医の指導のもとで年単位の時間を掛けて座学や実技の授業を受けながら専門医資格を取得するのです。自分の担当患者を複数人抱え、実際の治療を通じて専門知識とスキルを磨きます。このように学ぶ時間の長さも実際の臨床に即した授業形式も、すべてが優れた専門医を養成するのに極めて役立っていると思います。

これに対して日本では専門医を養成するのは主にそれぞれの学会です。また専門医の資格を取得する際には、多くのケースで実技試験は行いません。日本歯科専門医機構がまとめた「歯科医療の専門性に関する協議・検証事業報告書」によれば、日本では歯科専門医となるためには多くの場合5年以上の学会会員歴と、大学や病院の附属研修施設といった認定施設での必修研修の単位が申請の条件となっています。そのうえで学会ごとに少しずつ異なるものの必要な治療と管理を行った症例を提出し、その症例に関する口頭での試験と客観式試験（穴埋め形式や多肢選択形式など採点者の主観に左右されず採点できる試験）、記述式試験などが行われることが多いようです。一部には論文提出が求められることもあります。

なお口腔外科専門医などごく一部の専門医では実技試験が設定されていますが、全体では実技がないカリキュラムが大半です。

知識の幹が育たない日本の専門医教育

専門医教育に関してもう一つ私が強く感じるのは、日本ではあまり論文が読まれていないということです。論文自体があまり読まれていない状況で、英語の論文を原文で読む人はさらに少ないと思います。しかし専門的な知識を得ようとするときに論文を読むことは本来、不可欠なはずです。

専門医教育にしても大学教育にしても、論文を読まなければ知識の幹を太くすることができないと感じています。例えば私がアメリカで専門医教育を受けた補綴という学問には長い歴史があります。初期の頃の治療法から少しずつ改良が加えられていって今に至るまでの、長い道のりがあるのです。論文でいえば、いわゆる「Classic literature」といって、古い論文からずっと歴史を積み重ねていって、最新の技術にたどり着きます。

ところがこの古典的な論文を読まずに新しい論文を読むと、そこだけの理解に終わってしまいます。補綴に限らず歯科はどの領域であれ、それまでの長い歴史があって今の治療法があるはずです。もともとのやり方や治療法があって、何か問題が出てきた場合、それを解決する新たな方法が、あるいはより良い方法が生み出され、その繰り返しで現在の治療法にたどり着いているはずなのです。

しかしその一連の流れを理解していないと、少し目新しい情報が出ればそれに影響されて、絶えず右往左往することになってしまいます。また、よくよく流れをたどってみると、日本では最新の事実だと思ったことが、世界では過去の論文でとっくに知られているということも珍しくはありません。

古典論文は一つ読めば何かが分かるというものでもありません。一つのトピックについて複数の論文を読むことで、やっと全体像が見えてきます。例えば入れ歯の型の取り方にしてもさまざまな論文があり、100近い論文を読んで初めて答えらしきものが見えてくることもあるのです。さらにいえば正解らしきものが見えたとしても、それが本当に正しいかを自分なりに考えることも必要です。ここまで多くの知識をもち、それを自分なりに深めることができて初めて専門医たり得るのだと私は考えています。

もちろん古典論文は読んで面白いものばかりではありませんし、現代の臨床において必要な情報とは限りません。とっくに使われなくなった知識について書かれているものもあるからです。しかしそれを知っておくと、何か新しい情報が入ってきたときに、自分なりに解釈ができるようになります。これは非常に重要なことだと私は考えているのです。

また論文は英語で書かれているものが最も多いため、原文で論文が読めないとなると多くの論文を読むことができなくなってしまい、一次情報にたどり着くことができません。翻訳したものを読むことで知識を得ることもできなくはないですが、やはり翻訳者の先入観が入ってしまうため、原文で読むほうがよいと思います。

アメリカで学んでいるときに非常にありがたいと感じたのは、周囲の学生たちと論文について話すことができたことです。世界中で見ると膨大な数の論文が書かれているので、そのすべてを一人で読んだりチェックしたりすることは不可能です。

しかし留学中は学友が皆、それぞれに興味のある論文を読んで話題にするので、自然と自分の知識の幅を広げることができたのです。話題の論文について知ることができるだけではなく、それについて周囲と話すことで、自分自身の考えも深めることができました。

帰国してからはこうした環境になかなか出会えないのが残念です。私は今でも複数の学術誌を購読していますが、やはり一人で読める量は限られています。また、どれほど熱心に学術誌を読んだとしても、周囲にその論文について話せる相手がいなければ考えを深めることはできません。

このように教育について海外と比べて必ずしも優れているとはいえない面が目立つことは、非常に残念なことだと私は常々思っています。

国家試験の合格に必死になり過ぎて実践を伴わない教育になってしまっているため、海外の学生にも日本の教育は魅力的に映っていないように感じます。実際に現在、アジアの学生たちの多くは日本ではなく、アメリカやヨーロッパを留学先に選んでいます。

日本の医療が海外で通用しなくなる!? 2023年問題

医科の領域で2023年問題という言葉を聞いたことがある人も多いと思います。これは2023年以降、日本の医学部を卒業した人はアメリカで医師の免許を取得するための臨床研修などを受けられなくなるかもしれないという問題です。正確にいえば日本だけが対象の話ではなく、日本を含むアメリカ国外の医学部卒業生がアメリカで医師になるための要件が大きく変わるのが2023年問題です。

例えばこれまで日本の医学部を卒業した人は、自動的にアメリカで医師の国家試験を受験したり臨床研修を受けたりする資格を得られていました。しかし

2023年からはWFME（世界医学教育連盟）が認定した医学部の卒業生でなければ、アメリカで新たに国家試験や臨床研修を受けられないようになってしまったのです。

このままでは日本の医学部卒業生がアメリカで医師として研修を受けることができなくなってしまうため、各医学部ではWFMEの認定を受けられるようにカリキュラムの改編などが行われたと報道されました。このカリキュラム改編の際もポイントとなったのは臨床実習でした。

日本では診療を見学するタイプの実習が中心ですが、WFMEの認定基準（世界標準）を満たすにはカリキュラムの3分の1以上を臨床実習に充てる必要があります（全国医学部長病院長会議　医学部・医科大学の教育評価に関わる検討会「医学教育機関認証制度発足に向けて」）。そこで日本の医学部ではより臨床実習を充実させる方向でカリキュラムが組まれたといいます。

この問題は歯科ではあまり取り沙汰されていませんが、臨床実習が世界標準を満たしていないという点では、私は歯科でも同様のことが起こると考えています。

世界の多くの国が臨床実習を重視する傾向にあるなか、日本の教育だけがこのままでいいはずがありません。今からでももっと臨床実習に力を入れて、より実践力のある歯科医師の養成に舵を切るべきだと私は考えています。そうでなければ日本の歯学教育だけガラパゴス化してしまい、世界の潮流から取り残されてしまうのではないかと思うからです。

第4章

求められる経営リテラシー
強固な経営基盤なくして、
患者に最適な医療は提供できない

日米における歯科クリニックの収入や歯科医師の働き方の違い

私は2015年12月に大分県にクリニックを開業しました。開業から現在まで紆余曲折がありましたが、現在1日の患者数はメンテナンスも含めて約25人、95%が自費診療の患者です。自費診療のみというクリニックも一定数存在しますが、一般的なクリニックでの自費診療割合はそれほど高くないことが多いです。そのなかで私のクリニックでは保険診療もしながら自費診療を行っています。私のクリニックではまずスタッフ自身に自院の診療理念を丁寧に説明し、各自が理解を深められるようにしています。スタッフが本当の意味でそれを理解すると、自分の家族をクリニックに連れて来てくれます。そしてその家族からも患者が紹介されるというふうに、口コミによって自費診療の割合が高まってきました。

スタッフは歯科医師の私に加えて矯正歯科担当1人、歯科衛生士が6人、歯科技工士が2人、受付1人、クリーンスタッフが1人となっています。歯科衛生士は担当制で、基本的に同じ衛生士が同じ患者を担当するようになっています。

アメリカと日本それぞれの歯科医療を経験し、それぞれの臨床を肌で感じた私が思うことは、大前提として歯科医師という職業は、やはり非常にすばらしい仕事だということです。口の健康を通して患者の健康寿命を延ばすことに貢献し、患者のQOLを向上させることに直結する仕事だからです。美しく、そして健康になった歯を見て多くの患者に喜んでもらうこともできますし、感謝もしてもらえます。このように歯科医師はすばらしい職業であり、私はこの仕事を選んだことを誇りに思っています。

その一方で、日本では歯科クリニックが提供する医療に見合った利益を得られていないと感じます。

日本とアメリカでは保険制度によって歯科の治療費が大きく変わり、それが歯科医師の収入の差につながっています。しかし私が必要だと感じるのは、歯科医師個人の収入増というより、歯科クリニックの収入を増やすことです。歯科医師には、その下で働く歯科衛生士や歯科技工士に、仕事に見合う額の給与を支払う責任があります。しかし日本で保険診療のみを行う歯科クリニックが得ている収入では、専門性の高い職種であるコメディカルへ十分な給与を支払うことは難しいのが現状です。そのため歯科クリニック全体の収入を増やさなくてはなりません。クリニックの収入が増えコメディカルへ正当な報酬を支払うことができるようになれば、彼らはもっと意欲的に仕事に取り組めるようになるはずです。そしてそれは、患者に提供する医療の質の向上にもつながるのではないかと考えています。

収入だけでなく働き方についても大きな違いがあります。例えばアメリカの歯科医師は、すべての人がとはいいませんがオンとオフをしっかり区別していて、週休3日のクリニックも少なくありません。月曜日から木曜日までは診療し金曜日は診療をせずに完全にオフにしたり、もしもクリニックに来るとしても午前中だけカルテのチェックを行ったりする程度です。

歯科医師が自由に値段を設定できるため、週休3日で残り4日だけの診療も可能となっています。欧米では歯を大切にする習慣が身についているので、歯科クリニックに行くことを理由に平日の仕事を休むというのはまったく珍しくありません。ですので患者のために夜遅くまで診療したり、土曜日や日曜日まで診療したりするところが少ないのです。日本ではそうはいきません。経営を成り立たせることや、歯科受診のために仕事を休める患者がまだまだ少ないことを考えると、平日のみの診療というのは難しいのが現状です。

歯科医師の仕事が正当に評価されない日本

問題は歯科治療の重要性や専門性の高さなどが十分に理解されず、社会から正当な評価を受けられないことにより、日本の歯科医師のモチベーションが低下していることだと私は考えています。アメリカで歯科医師がモチベーションを高く保っているのは、歯科治療の価値を国民が理解し、自費診療のなかで高額な医療費を正当な対価として支払うのが当たり前だという意識が根づいているからだともいえます。

これに対して定価で薄利な環境に甘んじなければならない日本の歯科医師は、自らの仕事がどれほど崇高で多くの人の役に立っているかをつい見失っているのではないかと危惧しているのです。

私が帰国して最初に感じたことは、日本では歯科治療が軽んじられているということです。肝心の歯科医師自身も自分たちの価値を低く見ていますし、患者も正しく歯科治療の価値を理解していません。そして国民の健康を支える保険制度自体が、その価値をおとしめる仕組みになっているのです。

当然のことながらこの状況は決して良いとはいえませんが、かといってすぐに国の仕組みを変えることはできません。そういった歯がゆさを感じながら、まずは自分の周りだけでも歯科に対する意識を変えたいという思いを強くしたのです。

本当にやりたい治療をするために、自費診療を貫く

日本のような国民皆保険制度がないアメリカという世界を知ってしまった私は、保険診療はあまりに不自由で歯科の真価を発揮できないシステムだと感じました。

私はクリニックを開設するにあたって、自分がどのような歯科治療を行いたいかを徹底的に考え、根拠・技術面においても自分が受けたい治療を提供すること、患者に信頼される歯科医師（歯科医院）になること、スタッフに信頼されること、そして健全な経営を行うことという4つの柱を設けました。

しかしここで問題が出てきます。患者に十分な質の治療を提供しつつ、患者に

信頼される歯科医師になることはできます。ですがこの2つを叶えつつ、経営を健全に保つことは保険診療では困難です。そこで私は、自分が正しいと思える治療を提供しつつ患者から信頼される歯科医師になるために、自費診療を中心にするという誓いを心のなかで立てたのです。

私は保険医なので、もちろん保険診療の患者を断ることはできません。そのため自費診療しか行わないのは不可能ですが、保険診療では本当に良い治療は提供できないという心持ちで、自費診療を推奨しています。

正しいことを正しくやるというスタンスを貫く

自費診療に関するセミナー広告などでは、どのように自費診療率を伸ばすかをテーマにしたものを見掛けます。しかし私の基本スタンスは、自費診療に関する正しい情報を正しく説明することによって、自然と自費診療の割合が増えていくというものです。日本の保険診療が世界と比べると安過ぎること、それでは適切な治療が行えないことを丁寧に説明し患者に納得してもらえれば、がむしゃらに自費診療を伸ばそうとしなくても自費の患者は増えていくと思っています。なお結果を出すのに特別なスキルなどは必要ありません。科学的根拠に基づいた世界標準の治療を行えば、結果につながるのです。

ただしそのためには、歯科医師自身の考え方を変えていかなければなりません。まずは自費診療と保険診療の違いが、材料や使用する道具だけの違いではないことを理解することです。

また、私は自費診療を増やすという発想ではなく、保険診療に流されないという決心をすることが大切だと考えています。もちろん私は保険診療をまったくやらないわけではありません。治療の大半は自費診療ですが、例えばクリーニングや検査など、保険でできる部分は保険を使うこともあります。患者は健康保険料を納めているのですから、制度上、使っても問題ないところに関しては保険を使ったほうがよいと思うからです。

自費診療に関しても、私のクリニックでは比較的安い料金設定にしています。例えば東京の有名なクリニックでは6万円ほど掛かるプラスチックの詰め物でも、私のクリニックでは1万5000円~2万円で提供しています。自費診療をメインで行うクリニックのなかには料金が高いクリニックもありますが、私は自分の技術に見合い、かつ患者の負担もできるだけ少ない価格設定をすることが大切だと考えているのです。また自費診療の部分でしっかり利益を確保できているからこそ、予防における歯磨き指導など、料金を取らずに提供しているものもあります。

そのため治療が終了したあとのメンテナンスは、保険診療メインでやっている一般のクリニックとそれほど変わらない価格で受けられます。

予約時に診療方針を伝える

もちろん最初からこのようなスタイルがうまくいったわけではありません。開業当初はたくさん失敗もありました。

例えば、ある初診の患者にこちらの診療方針をどうしても理解してもらえず、やむなく保険診療で治療をしたことがあります。そのとき私は、診察してからいつもどおりその患者にとってベストと思われる治療内容について説明を行いました。治療内容やそれを実現する自費治療が必要であること、掛かる費用などについてひととおり説明したのち、一度じっくり考えて治療を受けるかどうかを決めてほしいと伝えたのです。

しかし、その患者はとにかく保険診療ですぐに治療を受けたいと頑なに訴えます。私はその患者の口の中で見つかった問題点を一つずつ説明して、しっかり治すためには時間が掛かること、保険診療では難しいことを伝えたのですが、患者はとにかくすぐに治したいと繰り返すばかりでした。

その患者は治療を受けるために無理をして会社を休んで私のクリニックを訪れたらしく、出直す時間がないため、その日のうちに治療を受けることを強く望んでいたのです。その要望があまりにも強かったため、私は必ずしもベストといえるものではありませんでしたが、その場でできる範囲の治療をして対応したのでした。

このときに私は、患者がクリニックに来て受診してしまってからでは、どれほど説明しても治療をしないで帰すわけにはいかないのだということを痛感しました。こちらがどれほどしっかりした治療を提供したいと思っていても、患者がその場ですぐにできる治療を求めていたとしたら双方のギャップを埋めることは容易ではありません。

だからこそ受診する前の段階で、きちんと治療方針を理解してもらうことはとても重要です。ホームページや予約時の電話などでしっかりとこちらのポリシーを伝えて、了承してくれる患者に来てもらうようにしたほうがよいと私は考えています。

そのため現在、私のクリニックではスタッフ全員が自費診療の必要性についてきちんと共有し、ホームページや電話での受診予約の段階でしっかりと説明できる体制を整えています。それによって私たちの治療方針を理解して、しっかり治療したいと考える患者が多く来院するようになりました。

やはり患者のなかにはどうしても保険診療しかしたくない人が一定数いますし、そのような人にはどれほど説明してもお互いにすれ違いになってしまいます。そのためホームページや電話での予約時の説明であらかじめ私の方針を伝えておいて、それでもいいという患者に全力で最高の治療を提供するというスタイルに落ちつきました。

自費診療と保険診療の両方をするべきではない

こうしたスタンスが確立されるまではつらいと感じることもありました。治療方針を予約の電話口で伝えると予約を断る人もたくさんいたからです。また、経営的に考えるとたとえ保険診療であっても初診料からさまざまな管理料まで加えれば、利益がないよりはあったほうがよいと思うこともありました。

そのため開業当初は、今より保険診療が占める割合が多い時代もあったのです。まだ私のクリニックでは自費診療を中心にするというポリシーが浸透しておらず、開業当初で患者が少なかった頃は患者の求めに応じて保険診療をすることもあったからです。しかし保険診療と自費診療の両方を行っていると、自費診療の患者に大きなデメリットが生じてしまいます。

自費診療をメインにせず、利益を重視して自費・保険両方の患者を受け入れていると、日によっては保険診療の患者が多く来院することもあります。その場合、スタッフは保険診療の対応に追われ自費診療の患者に時間を割けなくなる可能性があります。せっかく良い治療を受けるために高い治療費を負担して私のクリニックを選んで来てくれているのに、疲れ切ったスタッフから短時間の治療しか受けられないのであれば何のための自費診療か分かりません。だからこそ私は本来ならば、自費診療と保険診療の両方をすべきではないと考えています。

私自身がこのように考えて、スタッフも私の考えを理解してくれたため、私は開業後のかなり早い段階から自費診療を貫くようになりました。すると、だんだんこうした考えに共感してくれる患者が増えていったのです。その結果、最終的に治療に関してはほぼ自費診療のみでやるような今のスタイルが定着しました。

もしも私の住んでいる地域に歯科クリニックが1軒しかないのであれば、私は歯科医師としての責務を果たすために保険診療をしなければならないと思います。しかし幸いにしてそのような状況ではありません。ならば、私は私にしかできない治療と価値観を患者に提供したいと考えています。

自費診療に力を入れるとスタッフもやりがいを感じられる

自費診療のメリットは患者や歯科医師、クリニックにとってのものだけではありません。スタッフにとっても大いにメリットがあります。保険診療の薄利多売によって疲弊しきっているのは歯科医師だけではなく、スタッフだって同じです。彼らも本当は、患者にもっと親身に寄り添いたいと考えています。歯科衛生士にしても歯科技工士にしても、やはり医療分野を志す人は誰かの役に立ちたいと思っている人がたくさんいます。

そのような人たちは次から次へとベルトコンベヤーのように患者をケアするのではなく、本当は一人ひとりとしっかり向き合いたいと考えているのです。また、自分たちの仕事にもっと誇りをもちたいと考えているはずなのです。もしもそのように思っていないのだとしたら、忙し過ぎる日々の診療のなかである種の思考停止に陥っているのだと私は思います。


患者にとってベストな治療を追求するなかで私がいえるのは、どこに出しても誰に見られても恥ずかしくない治療を行っているということです。私自身がこのような自負をもって治療にあたっているため、自ずとこうした姿勢はスタッフにも伝わります。その結果、彼らは自分のやっていることは本当に患者の役に立っていると信じ、非常に高いモチベーションでケアにあたってくれるようになるのです。

また当然のことながらクリニックがしっかり利益を確保できるため、その利益をスタッフに還元することができます。そのため私のクリニックでは、地域の平均よりも高い給与を支払うことができています。高いモチベーションと十分な待遇を維持することは、スタッフの定着率アップにもつながります。今、歯科衛生士はどこも人手不足といわれていますが、幸いにも私のクリニックでは人材の確保ができています。

もしも毎年新しい分院を出すほど拡張しているのなら、人手不足になるのも理解できます。しかしそうではない場合は、どうして人手不足になっているのか、今一度自分のクリニックのあり方を見直してみるとよいかと思います。

方針の共有や治療記録の作成は、患者に最適な治療を提供するため

また私のクリニックでは、バキュームなどのアシスタントワークもすべて歯科助手ではなく歯科衛生士の有資格者が行っています。経営面だけを考えれば歯科衛生士にはクリーニングなどだけを行わせて、バキュームなどは歯科助手がしたほうがよいのです。しかしそうではなく、ある意味でぜいたくなスタッフの活用をしています。その理由はやはり歯科衛生士たちに私の治療を間近で見てもらい、理解してほしいと思っているからです。歯科衛生士は治療の様子をあまり見

ていないと思っている歯科医師もいますが、そんなことは決してありません。実際の私の治療を見てもらったり患者との会話を聞いてもらったりすることで、スタッフたちはしっかり私の治療方針を理解し、そして自信をもって患者にも説明できるようになっていきます。

例えば親知らずの抜歯の際、周囲の骨を削る量を増やせば抜歯の時間は短くて済みますが、その分痛みや腫れも出てしまいます。そのため私のクリニックでは、できるだけ歯自体を細かく切り、骨は極力削らない方法を採用しています。時間は掛かりますが、術後の腫れは少なくて済むからです。短時間で治療を終わらせることを望む患者もいるので、この方法がベストかどうかは分かりませんが、私は術後の負担をできるだけ少なくするために、このような治療を選択しています。

そういったことに関してもやはり事前の説明が重要で、その説明を担う歯科衛生士には、なぜ私がその方法を選択しているのかを熟知してもらう必要があります。歯科衛生士に治療のアシストをしてもらうことには、治療の手順だけでなく、こうした細かな治療の意図を汲んでもらうという狙いもあるのです。

また毎回の治療後には処置内容を説明しますが、必要に応じて治療の過程を記録し写真を撮って保存しています。歯科治療は口の中の治療ですので、患者は自分が何をされているのか直接見ることはできません。装着した被せ物に隙間があったり、虫歯が取り切れていなかったりしても、症状が出るのは数年後ということもあります。

治療の内容を患者に説明する際に、実際の処置について言葉だけでなく視覚的にも伝えることで、患者は治療への理解を深めたり、安心感をもったりすることができるはずです。一方私たち歯科医師にとっては、ごまかしのきかない写真を見せるのはプレッシャーになります。しかし同時に、患者に自信をもって説明するために自分の技術を磨こう、より丁寧な治療を心掛けようと考えるようにもなります。そのような考えをもつことは患者へ最適な治療を提供するうえで非常に重要なので、そういった点からも、治療の記録は必要なことだと思います。

歯科技工士の重要性

コメディカルスタッフについていえば、私のクリニックの特徴として歯科技工士が院内に2人常駐していることも挙げられます。クリニックに院内技工室があり、歯科医師と歯科技工士が協力して被せ物や詰め物の作製や加工、修理を行っているのです。場合によっては歯科技工士が直接、患者へアドバイスをすることもあります。

歯科技工士には患者ごとに異なる歯の色や形を把握する、繊細な審美感覚が求められます。また高度で精密な技工技術も必要です。

院内に常駐の歯科技工士がいるクリニックは少ないと思いますが、私は歯科技工士が常駐することのメリットは計り知れないと考えています。これまでは被せ物などを歯科技工士のところへ送って加工したり修正したりしてもらう必要がありましたが、院内に歯科技工士が常駐していれば、より細やかで正確な物をスピーディーに作製することができます。

あるいは仮歯などがすぐに必要になったときでも歯科技工士が院内にいれば、即座に対応できて患者サービスが格段に向上します。もしもその都度、技工所に送っていたら、患者には何日も待ってもらわなければならないこともあります。このように歯科技工士が院内にいることは大きなメリットにつながります。

今はあまり歯科技工士がいるメリットを知らない歯科医師が多く、そのため歯科技工士を常勤で雇うという発想が生まれないのだと思います。しかし私は2人の歯科技工士を雇用していて、もう院内に歯科技工士がいない診療というのは考えられません。

もちろん雇用すれば人件費などが掛かりますが、それに見合ったメリットはありますし、自費診療で正当な対価を得られる仕組みが整えば人件費を十分にまかなうことも可能です。個人的には院内に歯科技工士がいることの便利さを多くの歯科医師が知ったら、今まで以上に歯科技工士の奪い合いになると感じています。

減少を続ける歯科技工士数

私は歯科技工士もその専門性をもっと評価されるべき職種だと考えています。歯科技工士の専門性についてもっと広く知られなければ、やがて歯科技工士を目指す人が誰もいなくなってしまうのではないかとも危惧しています。現状、すでに歯科技工士は減少の一途をたどっています。

歯科技工士の人数は全国で約3万5000人（2020年現在）、総数で見ればほぼ横ばいです。しかし内訳を見ると1996年頃をピークに20代の歯科技工士は減少の一途をたどり、総数で横ばいを保っているのは65歳以上の歯科技工士が増えているからなのです（千葉県歯科技工士会「衛生行政報告例からみえる歯科技工士の現状」）。

歯科技工士を目指す若い人が減るなかで、このままでは歯科技工士のなり手がいなくなることは火を見るより明らかです。いずれは60代以上の歯科技工士が引退していくことによって総数も減っていき、2026年には2万7000人程度にまで減少するという推計もあります（厚生労働科学研究費補助金「歯科衛生士及び歯科技工士の就業状況等に基づく安定供給方策に関する研究」）。

また歯科技工士の仕事に対する対価も、日本はあまりに低単価です。保険診療で1本の被せ物を作ろうとしたら1000円や2000円程度の値段になってしまいます。しかしアメリカでは1本1万円以上します。患者の口に合った被せ物や入れ歯などを作るのには、非常に繊細で高度な技術が求められるにもかかわらず、このような専門職の仕事に対する対価が、たった1000円というのはやはりどこかおかしいと私は考えています。

歯科技工士がいなければ、いくら歯科医師が良い治療をしようと思っても困難です。口の健康を守るために欠かせない専門職がもっと正当に評価されるべきだと私はいつも思っています。

就業場所・年齢階級別に見た就業歯科技工士数（男性）

2016年時年齢階級	2016年就業者数（実績）			2026年就業者数（推計）			2026年時年齢階級
	歯科技工所	病院・診療所	その他	歯科技工所	病院・診療所	その他	
25歳未満	814	117	6	1,063	163	5	30-34歳
25-29歳	1,089	215	17	1,154	164	16	35-39歳
30-34歳	1,434	399	29	1,517	292	20	40-44歳
35-39歳	1,750	523	38	1,765	406	29	45-49歳
40-44歳	2,398	763	55	2,338	592	52	50-54歳
45-49歳	2,409	871	44	2,242	643	31	55-59歳
50-54歳	2,694	1,040	48	2,326	657	26	60-64歳
55-59歳	3,420	1,266	66	5,110	1,058	42	65歳以上
60-64歳	2,371	762	62				
65歳以上	2,835	588	34				
計	21,214	6,544	399	17,516	3,975	219	計

表の左側は2016年就業者数の実績値を、右側は10年後の2026年における就業者数の推計値を示す。

厚生労働科学研究費補助金
「歯科衛生士及び歯科技工士の就業状況等に基づく安定供給方策に関する研究」より作成

就業場所・年齢階級別に見た就業歯科技工士数（女性）

2016年時年齢階級	2016年就業者数（実績）		
	歯科技工所	病院・診療所	その他
25歳未満	655	259	11
25-29歳	515	329	14
30-34歳	490	396	14
35-39歳	464	387	12
40-44歳	492	405	24
45-49歳	339	268	9
50-54歳	286	243	7
55-59歳	255	186	7
60-64歳	173	99	4
65歳以上	89	50	1
計	3,758	2,622	103

2026年就業者数（推計）			2026年時年齢階級
歯科技工所	病院・診療所	その他	
486	202	16	30-34歳
440	200	9	35-39歳
529	308	14	40-44歳
487	338	10	45-49歳
484	354	16	50-54歳
284	195	6	55-59歳
238	139	4	60-64歳
282	131	6	65歳以上
3,230	1,866	79	計

表の左側は2016年就業者数の実績値を、右側は10年後の2026年における就業者数の推計値を示す。

厚生労働科学研究費補助金
「歯科衛生士及び歯科技工士の就業状況等に基づく安定供給方策に関する研究」より作成

自費診療に対するマイナスイメージ

患者にとってのベストな治療を提供するには自費診療に踏み切るしかないと決心し、今では95％が自費診療です。しかしこのような歯科クリニックは全体で見れば極めて少数派だと思います。

例えば福岡県歯科医師会が２０１８年に行った会員アンケートでは、自費診療による売上は年間１００万円未満が最多で約36％を占めていました。２番目に多かった年間１００万～２００万円以下の約15％と合わせても、年間２００万円以下が約50％を占めているということです。このことから、日本においていかに自費診療が少ないかをうかがい知ることができます。

ここまで極端に自費診療が少ないのは、日本では自費診療は利益目当ての歯科医師が行うものというような誤った認識が広がっていることが原因です。

確かに自費診療は薄利の保険診療を行うよりも経営を安定させやすいですが、それ以上に、患者により良い治療を提供できるというメリットがあります。しかしそのメリットを理解せず治療費の高さにだけ目を向けて、自費診療を歯科医師の金儲けの手段と批判的にとらえる人が多くいるのです。

日本には、ほかの診療科も含め医療従事者は清貧であるべきという風潮があると感じますし、当の医療従事者たちもそのように考えがちです。そしてそのために、自費診療はマイナスイメージをもたれやすいのではないかと私は考えています。

あまりに根深く浸透してしまったこの認識によって、もはや患者に正しい認識をもってもらうことは難しいと諦めている歯科医師もいると思います。しかし私は疲弊する歯科業界を変えるためにも歯科クリニックが十分な利益を得て、それをスタッフに還元することは大切だと思いますし、やはり患者にとっても自費診療を選ぶことができるのは有意義なことだと考えています。私が自信をもってベストといえる歯科診療を提供するには、自費診療を行わざるを得なかったのです。

自費診療に神の手はいらない

自費診療に関して、特別なスキルが必要だという誤解をもっている歯科医師もいます。私は治療のほとんどを自費で提供していますが、だからといってほかの歯科医師と比べて極めて手先が器用で、神がかり的な治療ができるかといえばそのようなことはありません。もちろん日々、新たな知識を吸収したり勉強会に出たり、機会があればアメリカのセミナーにも参加するなど研鑽は忘れませんが、だからといってずば抜けて特別な技術をもっているわけではないのです。

私は自費診療だからといって特別な治療である必要はないと考えています。不器用だったり下手だったりするのは困りますが、正しい治療をきちんと積み上げていくことによって、十分に質の高いサービスを提供できるはずです。

特別な材料や道具、あるいは神の手がなくてもしっかり治療計画を立ててカウンセリングをして、患者の悩みを聞いたうえでベストな選択肢を提示すれば、患者は納得して正当な対価を支払ってくれます。患者が求めているのは、神の手でもなければ高価な材質の被せ物でもないからです。もっと目に見えない、いってみれば心のケアに近いものだと思います。

その時々の歯の痛みだけではなく、口全体のことをトータルで診てくれて自分では分からない不調も責任をもってケアしてくれる、そして治療法について時間を取って分かるまで説明してくれるという、当たり前のことをしてくれる歯科医療が求められていると実感しています。だから私はそのような患者ニーズに全力で応えてきました。

そのような取り組みを続けていった結果、気づけば自費診療がほとんどという現在の体制になり、それを求める患者も増えてきました。裏を返せば、従来の保険診療ではそうした患者に寄り添った当たり前の治療が難しいのだと思います。

自費診療に必要なものは覚悟

自費診療に向けて一歩踏み込むために必要なものは、特別なスキルではありません。必要なものは覚悟です。患者は私の理念を信じ、時間を割いて高い治療費を払い、わざわざ自費診療で受診しているのです。そこで期待を裏切ったら、患者は二度と私のところへは来てくれません。それなりの対価を受け取っている以上、患者に対して最適と考えられる治療を、十分な時間を掛けて提供しなければならないと考えています。

また自費診療を中心に据えると決心したら、保険診療に頼らないという覚悟も必要です。中途半端に両方手掛けると、自費診療の患者に時間を割けなくなるからです。

もちろん、保険診療中心から自費診療中心の体制にシフトする移行期には、一時的に赤字になる可能性があることは覚悟する必要があります。しかし本当に患者のためになる治療を提供するのは、保険診療ではどうしても困難なのです。自費診療をやると決めたら、たとえ経営的に苦しいときがあったとしても、自分のやりたい治療を貫く覚悟が求められるのだと思っています。

当たり前のことですが、保険診療が薄利多売だからといって治療に関して手を抜いていいわけでは決してありません。材料や治療に掛けられる時間、手間などの違いはありますが、患者への最適な治療の提供を目指して診療を行うべきというのは、保険診療でも自費診療でも同じです。私が伝えたいのは、患者の健康を担う、何一つ妥協が許されない歯科治療において、自費診療でなければできないことがあるということです。

治療計画を立てることが重要

自費診療を行うのに神の手は必要ありませんが、やはりそれなりに時間や手間を掛けたり、工夫をしたりすることは必要です。私の場合は長期予後の改善を目指して、特に事前にしっかり治療計画を立てることには力を入れています。具体的な流れとしてはまず診査や診断、治療計画の立案を行い、その後患者への説明をします。そして説明に納得してもらえたら治療を行うのです。私がこれらの流れで治療を行うのに合わせて、歯科衛生士は問診、規格写真やレントゲン撮影、歯周基本検査、唾液検査、資料採得、治療計画や費用の説明、治療の補助、治療の介助を行います。

規格写真は治療箇所を分かりやすく説明したり、治療前後の状態の変化、噛み合わせなどを記録したりするために撮影します。毎回ではありませんが、顔写真と合わせて15枚ほど撮影します。

正面から顔を撮影した口腔外写真は、初診時の状態やその後の変化を観察するのに重要になります。口腔内写真はできるだけすばやく、患者のストレスにならないように撮影するスキルも求められます。

私のクリニックでは口腔内全13枚を3分以内に撮影するように心掛けています。写真は最低でも正面、左右側面、上下顎の咬合面の5枚は撮影するのがよいと思います。やはり写真が多くあるほうが、患者の理解は深まります。

レントゲン撮影は歯石や歯周病、歯の根っこ、虫歯の状態などを把握するために行います。私の場合は、10枚セットで撮影することが多いです。

歯周基本検査では歯と歯茎の溝の深さ、出血の有無、歯の動揺度、磨き残しなどを調べます。検査結果は、歯周病に関する現在の進行度や将来のリスクを判断するための基本資料になります。

唾液検査では唾液の量や質を調べます。唾液検査をすることによって、虫歯になる原因や予防の仕方など患者一人ひとりに合わせたオーダーメイドなプログラムを提供することができるようになります。唾液検査の情報を基に歯科衛生士が効果的な予防方法を伝えるため、患者と歯科衛生士のコミュニケーションの役にも立っていると感じています。

予防歯科にはブラッシングが何よりも大切ですが、ただ単にしっかり歯磨きをしてくださいというだけでは患者の正しい理解は得られません。例えば虫歯になる原因や過程も含めて説明することで、患者は歯磨きなどの口腔ケアに興味をもってくれます。

そして歯磨きの重要性一つ伝える際にも、唾液検査の結果を基にすると説得力が違います。唾液の量や虫歯を防ぐ働きをする唾液の中和力、細菌の数などによって虫歯のなりやすさは人それぞれですし、予防法なども異なるからです。得られたデータを基に患者に合った説明をすることで、患者自身も興味をもって主体的に予防歯科に取り組んでくれるようになります。大切なのは、もっと知りたいという知識欲を刺激することです。

細かくは患者によって異なりますが、大きな流れとしてこのような検査を行っています。このような検査や問診などをしながら、歯科衛生士が患者のニーズを聞き出す役割も果たしています。

歯科衛生士を担当制にし患者との信頼関係の構築を図る

私のクリニックでは診断や治療計画の策定は歯科医師が行いますが、診査や資料まとめ、患者への治療計画の説明は歯科衛生士が担う部分も多くあります。担当制を敷くことによって同じ歯科衛生士が初診からメンテナンスまでを担当するため、より深い信頼関係を構築することができると考えています。

治療計画を立案するには、問診票や規格写真診査、レントゲン、歯周基本検査、診断用模型などが必要になりますが、そのなかで特に重要なのが問診票です。ここで患者の希望をできる限り絞り出すことが大切になるからです。

また、自費診療ですからここで予算もしっかり聞き取る必要があります。このような問診を行うには、やはり担当制にして一人の歯科衛生士が患者としっかりコミュニケーションを取ることが重要です。費用の説明をするのは、最初のうちはハードルが高いことだと思います。これについてはひたむきに患者の満足度を追求し、結果で納得してもらうことを積み重ねるしかないのだと思います。

すべての患者にすべての資料が必要かといえば、必ずしもそうとは限りません。私は問診票と口腔内外の規格写真、レントゲン、歯周基本検査は必要だと考えますが、診断用模型については必要に応じて用意すればよいのではないかと考えています。しかし、しっかりと資料を集めることが患者の信頼を得ることにつながることは間違いありません。

患者の口全体を診る診療

また重要なことですが、治療計画の立案は難治症例にのみ行うものではありません。治療計画は、ルーティンとしてある程度多くの症例について立ててこそ真価を発揮するものなのです。これによって患者が訴える症状のみを解決する治療から脱却し口のトータルケアが可能になります。患者にきちんと治療計画を説明し口全体のケアを行うことは、患者自身の口の健康に対する意識の高まり、そしてメンテナンス率の向上につながると思います。さらに治療計画をスタッフ間で共有することでクリニック全体の意識や知識、診療レベルの向上も図ることができるはずです。

このように口腔全体を考えた歯科治療には多くのメリットがあります。ただし治療期間が長くなったり回数が増えたりすること、さらに診査や診断にはほとんど点数が付かないため、保険診療では難しいといったデメリットもあります。

自費診療の唯一のデメリット

自費診療は経営基盤を強固にしますが、もしも本当に経営のことだけを考えるのならば、最も効率が良いのは自費診療メインではなくて大規模経営のクリニックだと思います。

大規模な医療法人にして若い歯科医師を雇いつつユニットもたくさん用意して、保険診療でどんどん患者を治療するのです。たとえ薄利であっても多売で収益を確保できるので、とにかくたくさんの患者を治療します。そして院長自身は自費診療に特化するというのが、おそらく経営効率だけで考えればいちばん良いと考えています。

しかしそれでは経営効率は良くても治療の質を保つことができません。治療の質を保つことができなくなると本末転倒で、それは私のポリシーに反します。私がやりたいことは、本当に患者に提供したい治療だけを行う歯科診療です。そのためには私にとっては今のように自身の目の届く範囲の経営で、自費診療をメインに展開していくのがベストなのだと思っています。

自費診療の唯一のデメリットを挙げるとすれば、私自身が忙しくなってしまうことです。

私のクリニックに来る患者の多くは、私の治療を受けるために治療費を払ってわざわざ来てくれています。近年では特にそのような患者が増え、予約を取るために3～4週間待ってもらうこともありますし、新型コロナウイルス感染症が流行する前は東京など遠方から足を運んでくれる人もいました。そのような患者をほかの誰かに任せるということは容易ではありません。結果として私はどうしても、忙しくならざるを得ないという現状があります。もっとも、医療従事者として患者から頼られるのは本望です。自分が学んできたことが誰かの役に立つのであれば、それは歯科医師冥利《みょうり》に尽きます。

とはいえ、もちろん院長がすべての治療を行うのが難しい場面もあります。そのような場合でも患者に安心して治療を受けてもらうためには、優秀で信頼できる代診の歯科医師の存在が不可欠だと思います。

なお自費診療では患者の金銭的負担が大きくなりますが、患者が治療の内容や金額が高い理由に納得して治療を受けるのであれば、デメリットにはならないと考えています。ただし患者に納得してもらうためには、歯科医師が治療方針、どのような治療を行うのか、なぜその治療を勧めるのかといったことをしっかりと説明しなければなりません。歯科医師が説明をおろそかにすると、患者が金銭的負担をデメリットに感じることにつながったり、治療内容やクリニックへ不信感を募らせたりすることになるということをきちんと理解したうえで、自費診療を行う必要があります。

自分が納得いく治療をとことんできる

アメリカから帰って日本の歯科診療があまりに軽んじられていることにショックを受けた私は、歯科診療の本来の価値に見合った対価を得るために自費診療に力を入れてきました。その結果、いくつものメリットを得ることができたのです。

歯科医師の生涯を通した理想という意味では、より多くの患者を治療するのが望ましいかと思います。しかし実際に患者の数が多くなり過ぎると、その分一人に掛けられる時間は短くなり、治療の質の低下を引き起こしかねません。治療の質を担保するためには、１日に治療する患者数は少なくならざるを得ないのです。

薄利多売の保険診療と違い、自費診療では１日の患者数を制限することが可能です。私のクリニックではそれによって必要な材料費が減り、患者の受け入れやユニットの準備回数も少なくなりました。洗い物など診療の前後に行う雑務も減らすことができましたし、少数精鋭のスタッフをそろえることによって、クリニックの経営を安定させることに成功しました。今後はさらに効率化を図っていき、休日数などを増やすことによりスタッフのモチベーションや治療の質の保持が可能になると考えています。

また自分の口の健康に関心をもつ、デンタルＩＱの高い患者も増えてきました。患者の口の健康に対する意識が高まったことからメンテナンスの受診率も高くなり、私の患者の多くは、長期にわたって良い状態を保つことができています。もちろんデンタルＩＱの高い患者が増えるということは、鋭い質問などが増えるということでもあります。私の患者に歯科医師や歯科衛生士にお任せという患者はあまりいません。

私たちはしっかり時間を取って患者説明を行っているので、患者自身も正しい知識が増えていきます。こうした患者にもきちんと納得して満足してもらうためには、日々の研鑽を怠ることができません。

何よりもいちばんうれしいことは、自分がベストと思える治療をとことん行えることです。治療を早く終わらせることや痛いところの応急処置だけ、低価格で歯を治すことだけを望む患者に、治療の内容に関心をもってもらえずにガッカリすることもありません。ベストな治療を提供しているという自負心から、スタッフ全員も常に高いモチベーションを保つことができています。

第 5 章

常識や制度に疑問を抱け
歯科医師一人ひとりが変われば、
歯科医療の未来が変わる

今こそ医療保険制度を見直すべき

1961年に国民皆保険制度ができて60年以上が過ぎ、その間に日本人の平均寿命は延び続け、世界トップクラスになりました。昨今では平均寿命だけではなく健康寿命という考え方が重視され、歯科の領域でもよりいっそう予防歯科が重視されるように考え方がシフトしつつあります。

そうした潮流を鑑みるとやはり、そろそろ日本の医療保険制度も少しずつ見直すべき時期に来ているのではないかと思います。

国民皆保険制度はすばらしい制度である一方で、現場の歯科医療従事者が多くの患者を治療しなければならないために疲弊し続け、また予防ではなく治療をしなければ保険点数が付かないというのは、理想的な状況とはとてもいえません。医療保険の性質上、病名が付かなければ医療費が発生しないのはとてもよく理解できますし、医療費全体の増加が問題となっている今、その仕組みを変えることは難しいとは思います。しかしそのままではどうしても、予防歯科に力を入れるより虫歯を削ったほうが効率が良いという考え方が主流となり、予防歯科推進という大きな流れも生まれにくいのではないかと思うのです。

アメリカのように公的保険がほとんどない国は特殊なケースとしても、世界的に見ると公的保険の制度はありつつ、より予防に力を入れやすいような仕組みになっている国もあります。例えばイギリスのようにはっきりと保険でできることとできないことを区別している国もあれば、スウェーデンのように一定年齢までは医療費が掛からないが、その後は医療費が発生する仕組みにすることで、子どもの頃から予防の大切さを経験し定着させるようにしている国などです。

仕組みや制度は簡単には変わらないのは承知のうえで、他国の例などを参考にしつつ、部分的にでも良いものは取り入れていくという柔軟性をもつべきだと考えています。また、少なくとも現状の制度が国民の健康寿命の延伸にどれほど貢献しているか、ほかにより良い方法はないのか、絶えず検証する姿勢は欠かせません。

現状の仕組みをベースとしつついくつかの工夫を取り入れるとしたら、まずベテランも新人も同一の治療費なのは現実的とはいえないと思います。日本の歯科領域では専門医が極めて少ないですが、多くの勉強をして専門医資格を取得しても1年目の歯科医師と同じ治療費というのは、あまりに実態に即していません。

この状況では、多くの歯科医師にとって専門医資格を取得しようというモチベーションにつながらず、結果として歯科の専門医は少ないままで歯科医療全体の質の底上げにつながりません。


医療従事者のやる気やホスピタリティーなどに依存する、やる気を搾取する文化もそろそろ考え直すべきです。コロナ禍では医療従事者の人手不足やそこからくる病床不足、医療の逼迫《ひっぱく》などさまざまな問題が浮き彫りになりました。

当初は感染リスクの前線にいる医療従事者に対して差別的な発言をする人もおり、メンタル不調に陥る医療従事者が多くいました。もともと日本には、医療従事者に対してホスピタリティーや無償の奉仕を求める風潮があります。もちろん多くの医療従事者は患者のために身を犠牲にしてでも役立ちたいと思っているはずですが、社会が医療従事者の奉仕の精神を当たり前と考えていてはいずれ医療従事者そのものを潰すことになり、ひいては日本の医療そのものを崩壊させてしまうのではないかと思います。

保険制度を変えることで社会保障費の抑制にもつながる

国民皆保険制度をベースとしつつ柔軟な対応や工夫を取り入れることは、社会保障制度全体にとってもメリットがあります。厚生労働省「令和元（２０１９）年度国民医療費の概況」によれば、２０１９年の総医療費は44兆３８９５億円で前年度の43兆３９４９億円に比べ９９４６億円、２・３％の増加でした。

戦後、日本の医療費は増加の一途をたどっていて、例えば10年前の２００９年は約36兆円だったものが８兆円以上も増えています。少子高齢化が進むことは避けられないなか、医療費は今後も増え続けると考えられています。長らく景気低迷にあえぐ日本にとって、40兆円以上にも膨れ上がった医療費が財政を圧迫していることはいうまでもありません。私が提案してきた、医療従事者の経験やスキルに応じた医療費のバランスや、要所要所で自費診療を併用することなどには、増え続ける医療費を抑制する効果もあるのではないかと思っています。

あるいは歯科の領域にももっと民間の保険が参入できるような仕組みがあっ

てもよいと考えています。保険会社の収益性などの問題もあるとは思いますが、民間の医療保険は医科の治療を対象としたものがほとんどで、歯科治療を対象としたものはあまりありません。少し分野は異なりますが、最近ではペット保険がかなり利用されるなど、保険が適用されるシーンが幅広くなってきたようにも感じます。

こうしたなかで歯科の民間保険がもっと広がれば、患者が選べる治療法の選択肢も広がるのではないかと思っています。

国民一人ひとりがもっと口の健康に関心をもてる社会に

医療保険制度に対する工夫が必要であると考えるのと同時に、ぜひとも患者自身にも口の健康に対する興味をもってほしいと感じています。もちろん歯や口の中の治療は歯科医師の専門ですので、責任はほとんど歯科医師にあります。私たち歯科医師を信頼してくれるのは本当にありがたいのですが、自分の口の健康なのに「先生にお任せします」ではあんまりだと私は思うのです。専門的な話をすべて理解することは難しいかもしれませんが、もっと関心を抱いてほしい、自分事として興味をもってほしいと考えています。

歯科は外科系の専門領域です。例えばどこか体が悪くて手術を受けるとしたら、その病院を近所にあるからなどという理由で選ぶ人はいないと思います。しかし同じ外科領域の歯科では、近所だからという単純な理由で受診するクリニックを選んでいる人も多くいます。手術と歯科治療が同じとまではいいませんが、歯科に関してもしっかり情報を集めて受診する病院を見極めるべきだと思っています。

また患者は、医療が医師と患者の契約であるという視点ももっておいたほうがよいと考えています。保険診療ではいちいち契約書を交わすことはありませんから、普段はあまりそういった意識はないと思います。

しかし本来であれば歯科医師から治療方針が示されて、それに対して患者が納得して初めて契約が交わされて治療を始めることができるのです。私は自費診療がメインなので、必ず見積書を提出して患者の同意を得てから治療を始めます。

医療保険制度において安価で治療を受けられることに慣れると、治療は歯科医師と患者の契約であるということを忘れがちです。しかし大なり小なり治療は契約です。このことをぜひ理解して、すべてを医師に任せるのではなく、自分が納得した治療を選んで受けるという意識をもってほしいと思うのです。

またそのためには、どのような歯科クリニックを選ぶべきかというポイントについても知っておく必要があります。例えば初めて訪れたときにすぐに治療を行おうとするクリニックよりも、最初にきちんと時間を取って症状や希望の聞き取りを行い、治療方針・治療内容、自費診療と保険診療の違いなどを説明してくれるクリニックのほうが、患者のことをしっかりと考えていると思います。逆に、そういったことを質問した際に説明を嫌がるクリニックや説明が不十分な場合は、すべてとはいいませんが、患者のことを考えていない可能性が高いです。もちろん緊急の症状があればそちらの対応を優先すべきだとは思いますが、もしも猶予のある状況であるにもかかわらず時間がないという理由で説明が十分でないとすると、のちのちの治療に関しても不安が残るところです。また、やはり症状のある部分だけでなく、口全体を診察してくれるところが良いクリニックだと思います。

コメディカルの地位の向上を

治療が契約であるということは、私たち歯科医師の責任はそれだけ重いということでもあります。また自費診療であれば、その責任感はさらに重いものになります。

もちろん自費診療だから手を抜いてはいけない、保険診療は手を抜いていいということではありません。自費診療も保険診療も患者の健康に貢献する非常に重要な医療であり、歯科医師はどちらを行う場合にも全力を尽くすべきだと思います。私の考える自費診療の責任とは、患者が比較的安価な保険診療という選択肢もあったのに、より良い治療を求めて自費診療を選んでいることに対する責任です。だからこそ私たち歯科医師は、患者の期待に応えるべく覚悟をもって、日々学び続けなければなりません。

最新の医療が必ずしもベストとは限りませんが、常に知識と技術をアップデートする姿勢は何よりも大切です。私たち歯科医師は患者にベストな治療を提供するために、自己研鑽を怠ることはできないのです。

同時に歯科医療業界を支えている歯科衛生士や歯科技工士の地位向上も図っていかなければならないと考えています。歯科衛生士については全体の人数は増えていますが、他業種と比べて決して高い給与水準とはいえません。しかし予防歯科を担う専門職として歯科衛生士の役割が重要であることはいうまでもありませんし、そもそも歯科衛生士がいなければ歯科診療を行うことは困難です。

本来であればアメリカのようにやる気のある歯科衛生士は自ら開業できたり、もっと予防歯科に保険点数が付いて歯科衛生士が自分で収益を生み出せたりする仕組みが必要です。それが難しいとしても、歯科衛生士の待遇が改善されたり専門性がもっと評価されたりするなど、全体での地位向上がなされればよいと思っています。

歯科衛生士より早急に、取り組みを進めなければならないのが歯科技工士です。彼らもまた、質の高い歯科診療にはなくてはならない存在です。それにもかかわらず歯科技工士の人数自体は減少傾向にあり、多くの人が目指す職種とはいえない状況が続いています。

また、卒後3年で8割近くといわれている離職率の高さを改善することは喫緊の課題です。歯科技工士は技工所に勤めているケースが多く一般の人からは働きが見えにくいため、なかなか認知度が上がらないのも目指す人が増えない理由の一つだと思います。

歯科技工士がこれ以上人手不足にならないように、歯科業界だけではなく国全体で考えていかなければ、近い将来入れ歯や被せ物を作る担い手がいなくなってしまうかもしれないのです。どうすれば歯科技工士が魅力ある仕事になれるのか、私たちは真剣に考えなければならないと感じています。

歯科衛生士や歯科技工士といったコメディカルの地位を向上させるには、やはりまず歯科業界そのものの社会的地位を上げ、就労環境を良くしていくべきだと思います。そしてそのために必要だと感じるのが、歯科治療の重要性や予防歯科の本来の価値を国民に周知することです。

日本とアメリカのどちらにも一長一短がある

日本の保険制度を論じるためにアメリカとの比較をしましたが、海外の国と比べても仕方がないと考える人もいるかと思います。確かに日米にはいろいろな違いがあるため、すべてをそのまま取り入れることはできませんが、それでも自国の現状を見つめ直すために他国を参考にすることは有効です。大切なのはその比較結果をどう活かしていくかで、違いに対してネガティブな感情をもつ必要はないと考えています。

私は日本とアメリカの歯科治療について、アメリカだけが良いと思っているのではありませんし、反対に日本だけが良いとも考えていません。どちらにも一長一短があるのだと考えているのです。アメリカは歯科医療の専門性が確立されていて、治療費の高さも相まってか患者自身が口の健康に関心が高く、良い面は多いように思います。

その反面、お金がないために無保険者が医療にアクセスできない問題は深刻で、私も留学中になかなか受診できずにひどい状態になってやっと受診した患者に遭遇したことがありました。その患者は歯根が炎症を起こして腫れていたのを放置して、最終的に気道が閉塞するぐらいまで腫れてしまってからやっと受診することができたのでした。もしあと少しでも治療が遅れてしまっていたら、命の危険もあったかもしれません。虫歯や歯周病を軽視する人も一定数存在しますが、このように歯の病気は放っておくと命に関わることだってあるのです。

日本において金銭的な理由で歯科が受診できずに、命の危機に瀕するまで悪化するケースはまれだと思います。しかし治療費が安いために歯が痛くなってから治療をすればいいという考えが浸透した結果、全体で見れば口の健康に悪影響を与えている現状もあります。歯科医療業界の疲弊も限界に近づきつつあり、今後もこのような薄利多売で歯科医療を提供し続けられるかどうかは不透明だと感じています。

このようにアメリカも日本もそれぞれに良いところもあれば課題もあります。答えは一つではありません。だからこそ現状に甘んじることなく国民全体で、どうするのが私たち日本人にとってのベストかを考えるべきだと思っているのです。

歯科医師をもっと夢のある職業に

アメリカでは多くの人が口の健康を重視していることに比例して、歯科医療に従事する歯科医師や歯科衛生士などの社会的地位も非常に高くなっており、収入や将来性、就労環境などさまざまな側面から職業をランク付けした「The 2021

Best Jobs」(U.S. News & World Report)では歯科医師は上位にランクインしています。

しかし日本では、残念ながら歯科医師という職業に対する評価はアメリカほど高くありません。ファイナンシャル・プランニングの普及と啓発のための活動を行う日本FP協会が実施した2021年度「小学生のなりたい職業ランキング」では男子のなりたい仕事ランキングは1位から順にサッカー選手、野球選手、医師でした。女子のなりたい仕事ランキングは1位から順に医師、看護師、保育士でした。

医師や看護師だけではなく、薬剤師や獣医師などもトップ10にランクインしているにもかかわらず、歯科医師や歯科衛生士はランキングに入っていません。実際には日々の診療のなかで患者に感謝されることが多いのですが、なりたい仕事ランキングなどから見ると多くの人が憧れる職業とはいえないことが分かります。


日本の医療制度や教育には多くの課題がありますが、歯科医師は非常にやりがいのある、夢のある仕事です。例えばインプラント一つを取っても、それまで噛めなかった人が噛めるようになって喜ぶ顔を見られるのはほかには代えがたいやりがいにつながります。

歯が痛くて豆腐ばかり食べていた患者がインプラント治療を受けて、久しぶりに好物のステーキを食べられたと報告してくれたときのうれしそうな笑顔を私は忘れることができません。歯科医師はこのような喜びと充実感を得られる、本当にすばらしい仕事だと私は信じています。この喜びがあるからこそ私は日々努力し、患者により良い治療を提供しようというモチベーションを保てているのです。

若い歯科医師にはこうしたやりがいをもっと感じてほしいし、歯科衛生士や歯科技工士などのコメディカルにも同様に患者から感謝される喜びを存分に味わってほしいと願っています。

国民の健康のため、より良い歯科治療を追求する

今、日本の医療制度は転換期にあります。少子高齢化が進み、国民皆保険制度ができた頃と人口構造は大きく変わりました。また新たに生まれた健康寿命という概念は、より健康で長生きしたいというニーズを浮き彫りにしました。

日本人は世界トップクラスの長寿国で、厚生労働省によれば2021年の平均寿命は男性が81・47歳、女性が87・57歳にまで延びています。その一方で、健康寿命は男性が72・67歳、女性が75・38歳で、平均して男性が約9年、女性は約12年も介護が必要な状態で長生きしていることが分かっています。

健康に長生きするうえで、口の健康を保つことは非常に重要です。歯の健康は寿命と深い関わりがあり、さまざまな調査から歯が残っている人と歯があまり残っていない人を比較すると、歯が残っていない人のほうが死亡リスクは高いことが分かっているのです。

日本歯科医師会「健康長寿社会における歯科医療・口腔保健のエビデンス」には、歯の残存本数が寿命や健康寿命に深い関わりがあることを示すいくつもの研究結果が示されています。

例えば80歳以上の日本人118人を10年間追跡した調査では、歯が20本以上残っているグループと比べて残存本数が20本未満のグループでは、死亡リスクは2・7倍でした。あるいはアメリカで平均年齢57歳の500人を対象とした調査では、20本以上残っているグループに比べて残存本数が1〜19本のグループの死亡リスクは2・2倍になっていました。こうした調査はスウェーデンやデンマーク、中国など世界各地で行われています。このように歯の残存本数と平均寿命には深い関わりがあるとされていて、各調査では最も差が小さい国でも1・1倍の開きがあり、最も差が大きな調査では2・7倍もの開きがありました。

また介護が必要になる原因で最も多いのは認知症で、全体の約2割を占めています。次いで多いのが脳血管疾患（脳卒中）で、その次が高齢による衰弱となっています（内閣府「令和4年版高齢社会白書」）。要介護状態の原因となる認知症や脳血管疾患は歯周病との関係が指摘されている病気です。

糖尿病の人も歯周病になると症状が悪化することや、歯周病とメタボリックシンドロームなどとの関わりも指摘されています（日本臨床歯周病学会「歯周病についてⅠ）。

虫歯も、歯の内部にある血管を通して炎症性の菌が体内に入ることで心内膜炎や胃炎、関節炎などを引き起こす場合があるため、予防が重要になります。これらは見方を変えれば、歯周病や虫歯をしっかり予防するだけで生活習慣病など多くの病気を防ぐことができて、要介護になる人を少しでも減らせる可能性があるということです。

超高齢社会で医療費や介護費の負担が増え続けるなか、政府は健康寿命を延ばすことに力を入れています。虫歯や歯周病を減らすことは、間違いなく健康寿命を延ばすことにつながります。

虫歯の数は世帯の所得や経済的な状況とも大きく関わっていることが知られています。内閣府の「子供の貧困に関する新たな指標の開発に向けた調査研究報告書」（2017年）では、世帯の所得と子どもの虫歯の数には相関関係があることが示されています。

例えば3歳半の子どもについて、虫歯の治療のために歯科を受診したことがある子どもの割合は、低所得層では19・1%、非低所得層では17・8%となっていて、低所得層は非低所得層よりも虫歯がある割合が高いことが示されていました。なお、ここでいう低所得層とは3歳半の子どもがいる世帯であって、可処分所得の中央値の50%未満（年収137万以下）の層を指しています。また、別の研究では低所得層は虫歯があっても歯科受診をしない傾向があることも示唆されています。

このほかにも「まちと家族の健康調査」という調査を用いて世帯収入と未就学

児の虫歯の関係を調べたところ、年収が３００万円未満になると急激に虫歯の本数が増えることも分かりました。年収が３００万円以上では１本以上の虫歯がある割合は約10％ですが、３００万円未満では26％と４人に１人に増えていました。

すでにある制度や仕組み、あるいは私たちの意識を変えることは簡単ではありません。

それでも歯科治療の質の向上、より良い口の健康、ひいては国民の健やかな暮らしの実現を目指して、私たちは挑戦を考えることや挑戦することをやめてはならないのだと信じています。

保険制度に負けずにまずは一歩を踏み出す勇気をもつ

もしも自費診療に興味があるけれどいまひとつ自信がない歯科医師がいたら、ぜひ第一歩を踏み出すべきです。医療者としてお金の話をすることが難しいのも、経営面の不安を感じるのもたいへんよく分かります。私も初めはそうだったからです。

しかし、それでもあえて私は保険制度に負けないでほしいと伝えたいのです。国民皆保険制度は間違いなくすばらしい一面もありますが、少なくとも私たちが行っている歯科診療に関しては価値を正しく評価されているとはとてもいえないからです。

私たちが自信をもって正当な対価を受け取って治療することで、少しずつ患者にも歯科の正しい価値を知ってもらうことができるはずです。歯科診療の価値を知るということは、自分たちの口や歯の大切さを知ることでもあります。

政府は支持率の低下を懸念し、国民の負担が増える自費診療を推奨したり保険点数を大幅に上げたりといった改革にはなかなか踏み切れないだろうと思います。だからといって現行の保険制度のままでは医療の質を保つことは困難です。

日本はアメリカに比べて変化のスピードは緩やかかもしれませんが、誰かが声を上げなければならないのです。そして小さな声だとしても、いつかは大きな変化につながることを願って私は自分の信じる診療を貫いていこうと思っています。

おわりに

私は1977年、熊本県に生まれました。両親は歯科医師で、地域で長く診療を続ける開業医でした。幼い頃から父がたくさんの患者の治療を通して地域住民の健康を守っているのを見てきた私は、ごく自然に自分自身も歯科医師を目指すようになりました。

そうして大学受験をして歯科大学に入学し、同級生たちと同じように6年間、歯科医師の国家試験に合格するために勉強を続けました。猛勉強の末に国家試験に合格し、晴れて歯科医師として父と同じ道を歩み出したのです。しかし医師になった当初は臨床経験もなく、自分の行う治療が本当に患者のためになっているのかという悩みや不安を抱えながら診察にあたっていました。

大学で学んだことはもちろん基礎となりますから、役に立たないわけではありません。しかし学んだことをそのまま臨床で応用しようと思ってもうまくいかないことがあるなど、現実に即していないと思われる知識も多々ありました。

例えば虫歯治療一つを取っても、これが100%正解というものはありません。虫歯の治療では虫歯になってしまった部分を削って詰め物などをしますが、果たして虫歯をどこまで削ることが正解なのか、これも突き詰めれば簡単に答えが出る問題ではありません。あるいは詰め物の詰め方についても、のちのちまで再発させないためにはどのように詰めるのが最も良いか、免許を取ってすぐの歯科医師にとっては、これも簡単な話ではないと思います。

卒業後の臨床研修制度がない時代は、それぞれの歯科医師が勤め先の院長などに実地で教わっていました。そうなると卒業後、最初に勤めた歯科医院によってやり方や治療のレベルなどがバラバラになってしまうこともあります。免許を取得して間もない歯科医師は何が正解か分からないので、万が一、自分の教わっているやり方が間違っていたとしても、それに気づくことすらできません。

幸いにして私は両親ともに歯科医師で、周囲にも多くの歯科関係者がいるため、教わる相手に困ることはありませんでした。それでも最初の頃は疑問だらけで、自分の治療方針を定めるどころではなかったのを覚えています。

海外で歯科診療を学んだ船越先生と出会い、アメリカ留学を勧められたのはそんな日々を過ごしていたときのことです。

歯科医療界ではアメリカの専門医教育プログラムはメジャーリーグともいわれるほどで、権威も歴史もあって実力を付けるには最高の場所です。しかし、今でこそ少しずつ海外で学ぼうという歯科医師が増えてきましたが、当時はそのような歯科医師は極めて少なく、渡米を決めた私に対して冷ややかな目を向けてくる人もたくさんいました。

日本で勉強して成功している歯科医師に相談するとアメリカに行かなくても日本で学べば十分だと言われましたし、アメリカと日本では制度が違い過ぎるためアメリカで学ぶ意味などないと言う歯科医師もいました。アメリカに行くよりも、日本でしっかり臨床経験を積むことを強く勧める歯科医師が多かったと思います。なかにはアメリカに行くことを時間潰しと表現して、渡米を望む私に、

「箔を付けたくて行くのですか？」

と言ってくる人までいたのを記憶しています。

しかし父をはじめ応援してくれる声も多く、私はそれらを励みにしてアメリカへと飛び立ち、現地の歯科医療を学び始めました。そして実際にアメリカで歯科医療の知識や技術を身につけたり、国民の予防に対する考え方を知ったりすることで、視野を広げて自身を成長させることができたのです。

アメリカから帰国して現在の地にクリニックを開設して、約7年が経過しました。この間、自分がやるべきことを愚直に追求してきた結果、少しずつ自分がやりたい歯科治療を実現できるようになってきていると実感しています。今は私の治療を受けたいと思ってくれる患者、そして信頼できるスタッフたちとより良い歯科診療を目指して研鑽を続けています。

アメリカから帰ってきた直後の私は日本で診療を行うなかで、「もったいない」と感じるようになりました。日本人は非常に優秀で勤勉なのに、なぜこのような社会のルールに甘んじているのか——歯科業界、そして日本全体はもっと良くなれると思いました。しかし、それは難しいことでした。

なぜなら日本の医療保険制度の壁は厚く、歯科医療業界を支える土台となる教育の壁もまた厚く、途方もないくらいに強固だったからです。一人の若い歯科医師の力で、その現実を変えることは困難でした。

この壁をぶち破ることは難しいと知った私は、ならば自分のクリニックだけは本当にあるべき歯科診療の姿を追求しようと決心しました。つまるところ、変えられるのは自分自身だけだからです。制度や文化、教育など変えられないものを変えようとあがくよりも、少なくとも目の前で私を必要としてくれる患者とスタッフのために、私自身にしかできない取り組みを続けていこうと思ったのです。

私自身が受けたい治療、本当に提供したい医療を追求していった結果、95％が自費診療という今の形に落ちつきました。ありがたいことに数週間先まで予約がいっぱいの状況で、患者の笑顔を見て感謝の言葉を聞くたびに、自分の信念を曲げずに貫いてきて本当に良かったと感じています。

ひるがえって医療保険制度や教育についてはどうかというと、残念ながら10年以上前に私が抱いた違和感や矛盾はまったく解消されていません。保険診療のもとで相変わらず歯科医療業界は疲弊しています。

教育については臨床研修などが導入されたり、そのほかにも予防歯科を見直す気運が出たりなど変わりつつある部分もありますが、変化のスピードはあまりにも遅々としたものです。

本書ではなかなか変わろうとしない日本の医療保険制度や教育制度の矛盾点を、日本とアメリカの対比を通して読者へ伝えてきました。目指すべきはアメリカのように医療費が高額になる自由主義的な医療でもなければ、日本のようにまるで社会主義であるかのように個々の歯科医師の経験値を無視した、行き過ぎた平等でもありません。それぞれの良いところを活かしつつ、日本人の口の健康を守るため本当に大切にすべきことは何かについて、今一度考え直すべき時期に来ているのだと私は考えています。

そのためには患者自身の意識も変えていかなければなりませんし、私たち歯科医師自身もまた、変わっていかなければならないのです。

本書を執筆するにあたっては、クリニックのスタッフや家族の大きな支えがありました。

父は私が渡米しようとしたときから始まって今日まで、私のやることをすべて肯定してくれました。同じく歯科医師である妻は歯科の専門家として公私ともに私を支えてくれています。そして私のクリニックのオープン当初から協力してくれているスタッフをはじめとする、一緒に働く仲間たちの支えがあってこそ私は自分のやりたい診療を貫くことができています。彼らには深く感謝を伝えたいと思います。

また、仲河良祐先生には多大なご協力をいただきました。心より御礼申し上げます。

本書が日本の歯科診療を良くするためのきっかけの一つになれば、著者としてこれ以上うれしいことはありません。

【著者プロフィール】
土屋嘉都彦（つちや・かづひこ）

土屋デンタルクリニック　大分オフィス院長
1977年生まれ。2002年福岡歯科大学卒業、歯科医師免許取得。2008年にアメリカ・インディアナ大学補綴科大学院修了。同年に米国歯科補綴ボード認定専門医を取得。2011年に福岡歯科大学臨床教授（補綴科）に着任。現在に至る。

本書についての
ご意見・ご感想はコチラ

歯科医療
後進国日本

2023年3月20日　第1刷発行

著　者　　土屋嘉都彦
発行人　　久保田貴幸

発行元　　株式会社 幻冬舎メディアコンサルティング
〒151-0051　東京都渋谷区千駄ヶ谷4-9-7
電話　03-5411-6440（編集）

発売元　　株式会社 幻冬舎
〒151-0051　東京都渋谷区千駄ヶ谷4-9-7
電話　03-5411-6222（営業）

印刷・製本　中央精版印刷株式会社
装　丁　　村上次郎

検印廃止

Printed in Japan
ISBN 978-4-344-94178-6 C0047
幻冬舎メディアコンサルティングＨＰ
https://www.gentosha-mc.com/